减重之旅的目的地是健康生活。

华山论"减"

和医生一起 开启减重之旅

名誉主编
姚琪远　叶红英
主编
沈奇伟　田　芳
副主编
刘文娟　张　雯

上海科学技术出版社

图书在版编目（CIP）数据

华山论"减"：和医生一起开启减重之旅 / 沈奇伟,
田芳主编. -- 上海：上海科学技术出版社, 2025.4.
ISBN 978-7-5478-7081-5

Ⅰ. R161-44
中国国家版本馆CIP数据核字第2025U3J229号

华山论"减"：
和医生一起开启减重之旅
主编　沈奇伟　田　芳

上海世纪出版（集团）有限公司
上海 科 学 技 术 出 版 社　出版、发行
（上海市闵行区号景路159弄A座9F-10F）
邮政编码201101　www.sstp.cn
江阴金马印刷有限公司印刷
开本 889×1194　1/32　印张 6
字数：160千字
2025年4月第1版　2025年4月第1次印刷
ISBN 978-7-5478-7081-5/R·3222
定价：49.00元

本书如有缺页、错装或坏损等严重质量问题，
请向工厂联系调换

编委会

名誉主编
姚琪远　（复旦大学附属华山医院肥胖疝外科）
叶红英　（复旦大学附属华山医院内分泌科）

主编
沈奇伟　（复旦大学附属华山医院肥胖疝外科）
田　芳　（复旦大学附属华山医院临床营养科）

副主编
刘文娟　（复旦大学附属华山医院内分泌科）
张　雯　（复旦大学附属华山医院护理部）

编委
付　聪　（复旦大学附属华山医院睡眠障碍诊治中心）
陈　阳　（复旦大学附属华山医院临床营养科）
李云霞　（复旦大学附属华山医院运动医学科）
孙　扬　（复旦大学附属华山医院运动医学科）
常　琳　（复旦大学附属华山医院运动医学科）
张　钊　（复旦大学附属华山医院肥胖疝外科）
罗文平　（锐星健身学院）
邵春红　（复旦大学附属华山医院精神医学科）
宇淑涵　（复旦大学附属华山医院精神医学科）
郑雁群　（复旦大学附属华山医院精神医学科）
包丽雯　（复旦大学附属华山医院心内科）
任燕波　（复旦大学附属华山医院中西医结合科）

张咏梅　　（复旦大学附属华山医院感染科）
黄先觉　　（复旦大学附属华山医院肥胖疝外科）
何梦铖　　（复旦大学附属华山医院肥胖疝外科）
倪卓群　　（上海浦东新区南汇外国语小学）
袁忆鑫　　（上海市浦东新区建平临港小学）

序

在这个快节奏的时代，人们的生活方式和饮食习惯日益多样化，许多人面临体重管理的挑战。

在我抑郁期宅在家的那段时间里，突然有一天我看到镜子中的自己吓了一跳，上秤一看，近115千克的体重再次吓到了自己，我强烈意识到这不是我想要的自己，也意识到这样的体重对健康及职业生涯的影响。因此，过完50岁生日我就走出了家门，从慢走慢跑开始，启动了我的减重之旅，用自己的双脚丈量生命中爱的距离！

然而，减重这件事不是一朝一夕可以实现的，它需要长期的坚持与科学的方法。减重并不是单纯的追求身材，更是对生活质量的重视。我逐渐领悟到，健康的生活方式应该是可持续的、科学的，是与自我和谐共处的过程。在这个过程中，我不仅迎来了体重的下降，更收获了内心的平静与自信。

《华山论"减"：和医生一起开启减重之旅》一书旨在通过各位专家的专业指导，帮助更多的人理解减重的真正意义，以及健康生活的重要性。

我衷心希望这本书能够成为你在减重过程中最好的伙伴，带给你不仅是体重的变化，更是生活方式的改善与精神的升华。让我们一起，迈出这一步，迎接更健康的自己！

祝愿每一位读者都能在追寻健康的道路上收获满满的喜悦与力量！

（著名钢琴家　孔祥东）

前言

目前，我国肥胖症、2型糖尿病患病数均高居全球首位，并且患病率不断上升，严重影响公众健康。鉴于超重、肥胖的危害，国家卫生健康委员会于2024年6月启动"体重管理年"三年计划，旨在加强全民体重管理意识和技能，推动部分人群改善体重异常的情况。

对个人来说，体重管理是一项长期任务，体现在生活中的方方面面，也与自身健康息息相关。因此，不论是目前已经超重或肥胖，还是尚处于正常体重阶段的人群，都应予以重视。

纵然知道"管住嘴、迈开腿"的大原则，但体重管理是一个"细活"，忽略细节的后果往往就是采取一些错误的、极端的减重手段，从而造成减重效果欠佳、减重失败，抑或是陷入减了又胖、胖了再减的不断循环中。

市面上流行的减重手段层出不穷，但其质量良莠不齐，即使方法已被证实科学、有效，也不一定适用于每一个个体。因此，在开始体重管理之前，有必要先了解体重管理的原理，从而减少不必要的试错成本。

本书通过系统性阐述超重或肥胖的发生机制、肥胖的危害、减重的原理和具体的手段，帮助想要减重的人群更清晰认识肥胖和减重的本质，从而使自己的减重更安全、更健康、更高效。

达成健康体重小目标，我们一起加油。

沈奇伟、姚琪远

目录

第一章
是时候开启新旅程了吗

1	什么是肥胖	3
2	什么样的人需要减重	5
3	什么样的人不适合减重	7
4	经常感冒，还适合减重吗	9
5	肥胖会有什么危害	10
6	肥胖是遗传的吗	12
7	减重的原理是什么	13
8	体重反复是什么原因	15
9	减重的目标该怎么定	17
10	多久完成减重目标比较合适	19
11	多胖需要去医院就诊	21
12	肥胖需要做哪些检查	22
13	药物减重靠谱吗	24
14	除了药物外，还有什么辅助手段吗	26
15	不同减重方法能减掉多少重量	29
16	有普适的减重法吗	31
17	什么方法能使体重减下去不反弹	33
18	什么速度减重比较合适	35
19	有"躺瘦"的办法吗	37

20	一般的减重方法对激素导致的肥胖有用吗	38
21	"经期可以随便吃"是真的吗	40
22	真的有喝水都胖的人吗	42
23	肥胖和睡眠有关吗	44
24	睡得多和睡得少，哪种更容易肥胖	45
25	肥胖是如何影响睡眠的	47
26	减重碰到平台期怎么办	49
27	为什么会越减越慢	51
28	减掉1千克脂肪需要多久	53

第二章
减重路上吃的窍门

29	地中海饮食模式控制体重的优势在哪	57
30	DASH饮食可以减重吗	59
31	素食减重靠谱吗	60
32	怎么执行"5＋2"轻断食	61
33	"16＋8"减重法，你做对了吗	63
34	为什么有些食物饱腹感很强	64
35	营养代餐怎么吃	66
36	"水果减重法"可取吗	67
37	减重期间是不是吃得越少越好	69
38	为什么晚上总感觉很饿	70
39	"一日三餐"变成两餐，这样减重可行吗	71
40	神奇减重食物真有那么神奇吗	72

41	只喝液体就能瘦吗	73
42	碳水化合物是肥胖之源吗	74
43	什么是"优质碳水"	75
44	减重期间蛋白质怎么吃	76
45	减重期间应该少吃肉还是多吃肉	78
46	减重期间是不是不能碰油	79
47	有什么适合减重期间吃的小零食	80
48	减重期间怎样与高能量食物"和平相处"	82
49	减重期间该怎么安排三餐时间	83
50	减重期间有什么进餐小窍门吗	84
51	体重下来后的维持阶段,饮食有什么要注意的吗	86
52	减重期间需要额外补充营养素吗	88
53	减重期便秘了怎么办	89
54	如何选择外卖	91
55	减重期间需要记录饮食吗	93
56	平时太忙,做饭不方便该怎么办	94
57	减重期间掉头发可以通过饮食改善吗	95
58	为什么我吃得很少,但体重还是不下降	96
59	照着现成的食谱吃有问题吗	97

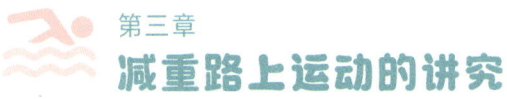

第三章
减重路上运动的讲究

60	为什么运动能帮助你保持健康体重	101
61	肥胖人群如何科学运动	103

62	需要天天运动吗	105
63	为什么运动完要拉伸	107
64	家庭适合买什么健身器械	109
65	每天什么时候运动最好	111
66	用餐后要等多久才能开始运动	113
67	工作太忙,没时间运动怎么办	114
68	特定部位堆积的脂肪可通过力量训练实现局部减重吗	116
69	女性进行力量训练,肌肉块头会变得很大吗	118
70	老年人减重适合力量训练吗	119
71	儿童减重可以做力量训练吗	121
72	运动时维持多少的心率是比较有效的	123
73	运动时不出汗是不是就等于白练了	124
74	减重者能不能增加力量训练	126
75	停止力量训练后,肌肉会变成脂肪吗	127
76	运动时间比较少,如何兼顾有氧和无氧锻炼	128
77	练到肌肉酸痛才能长肌肉吗	129
78	青少年减重做力量训练会阻碍骨骼的生长发育吗	131
79	如何监测自己的运动效果	133
80	空腹做有氧运动减脂效果会更好吗	136

第四章
减重路上的那些情绪

81	减重不当会导致抑郁吗	141
82	减重受挫时心态该如何调整	143

83	想减重但总是不能坚持怎么办	147
84	减重期间为何总是情绪不稳定	149
85	已经很瘦了，还想减重怎么办	151

第五章
减重路上的医学问题

86	胰岛素抵抗是怎么回事儿	155
87	为什么肥胖会引起糖尿病	156
88	肥胖会加重心脏负担吗	157
89	心脏不好，该怎么减重	158
90	过度运动会引起心肌损伤吗	160
91	减重会影响身体抵抗力吗	162
92	总感觉胃里有东西反上来是为什么	164
93	中医减重有哪些方法	166
94	减重代谢手术有哪些	168
95	减重代谢手术的原理是什么	170
96	减重代谢手术会影响生育吗	171
97	减重代谢手术会导致营养不良吗	172
98	减重代谢手术会加重反流吗	173
99	减重代谢手术会有什么后遗症	174
100	手术是减重的捷径吗	176

第一章

是时候开启
新旅程了吗

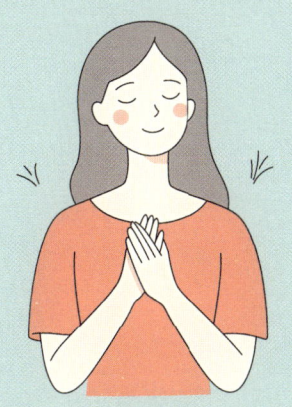

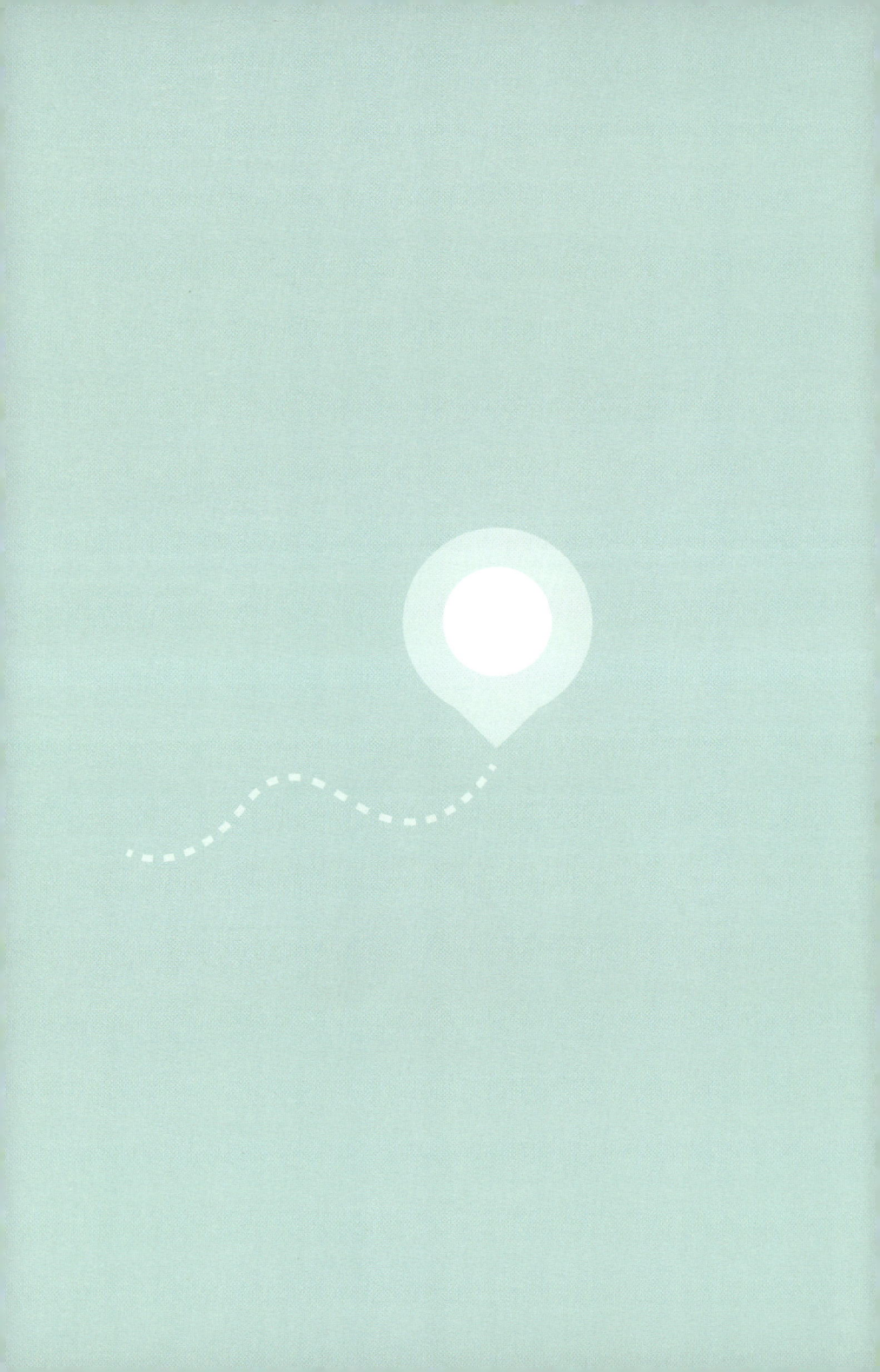

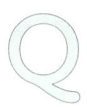 **1 什么是肥胖**

 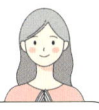

简单来说，**肥胖是人体脂肪过多的一种疾病。**

在人类历史长河中，肥胖最初被视为一种体态特征或是富贵的象征，而非健康问题。随着食物供应充裕，体力劳动减少，肥胖现象开始在全球范围内蔓延。人们开始注意到肥胖与一系列健康问题，如2型糖尿病、高血脂、高血压、脂肪肝等之间的关联。世界卫生组织（WHO）等权威机构明确将肥胖列为一种疾病，强调肥胖对健康的广泛而深远的不良影响。同时，医学界不断探索肥胖的成因、预防和治疗手段，以期有效控制这一全球性健康危机。

肥胖的核心是人体脂肪组织的过度积累，表现为体重超出正常范围。正常成年人体脂比例（即体内脂肪重量占总体重的百分比）因性别、年龄、体型及生活方式的不同而有所差异。男性理想体脂比例为10%～20%，而女性为20%～30%。男性体脂超过30%，女性超过40%，被认为是肥胖。人体脂肪比例可以通过多种方法测定，水下称重法和双能X射线吸收测定法（DXA）比较精准，但操作要求高、成本高且不方便。目前常用生物阻抗法来测定，在医院或健身房都有相应的仪器。更常用且简单的指标是身体质量指数（Body Mass Index，BMI），BMI的计算公式如下。公式中，体重单位为千克，身高单位为米。

$$BMI = \frac{体重}{身高^2}$$

BMI没有直接测量体脂比例，但对除肌肉特别发达的运动员外的人群，它与体脂比例高度相关。对中国人来说，BMI＜18.5为"低体重", $18.5 \leqslant BMI < 24.0$ 为"体重正常", $24.0 \leqslant BMI < 28.0$ 为"超重", $BMI \geqslant 28.0$ 为"肥胖"。

(叶红英)

2 什么样的人需要减重

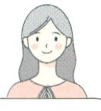

以瘦为美的时代，很多人都追求骨感美，嚷着要减重。曾经有个胖胖的大学生来看门诊，说身边的同学明明有着"小蛮腰"还天天讨论减重，在她眼里就像学渣听到学霸说"这次没考好，竟然没满分"一样搞笑。那么，究竟什么样的人需要减重呢？

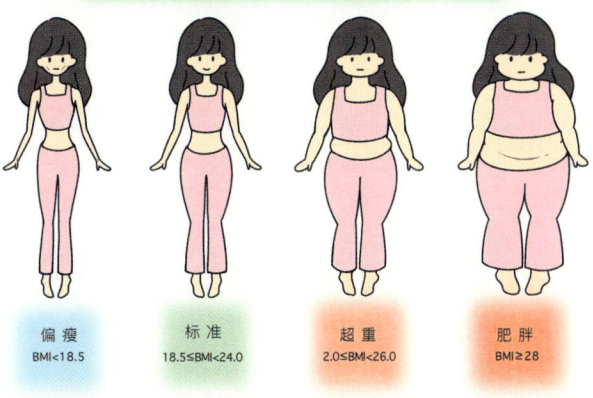

医学上对超重和肥胖是有严格定义的，$18.5 \leq BMI < 24.0$ 为"体重正常"，$24.0 \leq BMI < 28.0$ 为"超重"，$BMI \geq 28.0$ 为"肥胖"。但是，仅靠 BMI 还不够，像健身达人、职业运动员往往肌肉含量比较高，BMI 可能也超过 28 了，自然不能算是肥胖，那就需要引入第二个评价指标。最常用也是最方便的一个指标就是腹围，男性腰围在 90 厘米以上，女性腰围在 85 厘米以上，可以认为是腹型肥胖。

对于正常体重的人群，主要目标应为减脂、增肌，同时把体重维持在正常范围内即可。毕竟体重的管理，最终是为了保持健康，而不仅仅是美学追求。

对于 **BMI 在 24 以上的人群**，因为代谢性疾病患病风险较高，就要考虑减重了。减重有多种策略，如饮食、运动、内科药物、外科手术等，对于不同的肥胖类型、肥胖程度、伴随疾病，需要采取不同的减重策略。需要注意的是，网络上的减重方法千千万，但质量良莠不齐，即使是科学的减重法，也不一定适合某一个体，建议在咨询医生或认真阅读本书后再选择合适的减重方法。

（沈奇伟）

3 什么样的人不适合减重

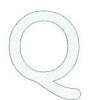 A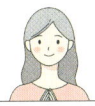

在这个全民追求健康和美丽的时代，很多人将"减重"视为终生奋斗的事业。然而，并不是所有人都需要或者适合执行减重计划。在一些情况下，特定人群可能需要在专业医务人员的指导下谨慎考虑减重计划。

首先，一些患有严重慢性病的患者，如心脏病患者、肝肾脏疾病患者、肿瘤患者等不应擅自进行减重。减重过程中的身体变化可能会对这些疾病产生不利影响。因此，未经医生评估和建议，这类患者可能不适合减重。

其次，儿童、青少年、孕妇及哺乳期妇女不应自行执行减重计划。儿童和青少年处于生长发育的关键时期，需要充足的营养来支持身体发育。除非在医生的建议下，否则不应进行严格的减重计划，以免影响正常的生长发育。孕期和哺乳期的女性需要额外的热量和营养来支持胎儿或婴儿的健康成长。在没有医生指导的情况下，处于这些时期的女性不应尝试减重。

再次，对患有厌食症、暴食症等饮食障碍的人来说，减重可能会加剧他们的病情。这类人群需要专业的心理健康支持和治疗，不建议自行执行减重计划。

最后，体重或身体组分正常的人群也不需要额外开启减重计划。对亚洲人来说，正常的 BMI 应该为 18.5～24。如果 BMI 小于 18.5，坚决不应进行任何减重计划。**BMI 为 18.5～24，体脂率、体型也都符合正常标准，也不需要减重**，保持健康的生活方式就可以维持体重。

开启减重之旅的最终目标是健康生活,瘦身只是顺带达成的"支线任务"。我们只要控制欲望、积极行动、规律生活,就不仅可以成功减重,更可能取得家庭幸福和事业成功。

(刘文娟)

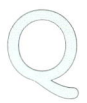 **4 经常感冒,还适合减重吗**

 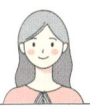

在经常感冒的情况下,是否适合减重取决于个人的具体情况和感冒的严重程度。如果感冒症状轻微,没有发热、咳嗽或咽喉肿痛等,通常不会影响减重进程,此时应保持充足的休息和适当的饮食,帮助身体恢复。然而,如果感冒症状较为严重,身体的免疫力下降,需要更多的休息和适当的营养来支持身体的恢复,此时不适合减重。

重要的是,**在感冒期间减重不应该以牺牲健康为代价**。如果感冒导致食欲下降,应确保摄入足够的营养以支持免疫系统。另外,如果使用奥利司他、二甲双胍、司美格鲁肽等药物减重,应注意某些感冒药可能会与减重药物产生相互作用,影响药效或产生不良反应。

此外,中等强度的运动可以提高身体的免疫细胞活性,减少生病的概率。大强度运动可能会在短期内削弱免疫系统,增加感染风险。因此,在感冒期间应避免高强度运动,选择适当的活动量以促进恢复。

总之,经常感冒的个体在考虑减重时应谨慎,优先考虑身体的健康状况。在感冒期间,应专注于恢复健康,待身体状况允许时再逐步恢复减重计划。

(张咏梅)

5 肥胖会有什么危害

 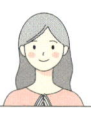

都说"一瘦解千愁,一胖毁所有",肥胖所带来的问题,可不仅仅是外观的改变,而是整个机体代谢水平的变化。提到肥胖,很多人都将目光聚焦在了衣服的尺码、体重秤的数字,却往往忽略了肥胖最重要的影响——健康。

肥胖产生的影响几乎涉及全身所有的器官:

- ▶ 肥胖带来的影响最常见的就是胰岛素抵抗,这是很多代谢性疾病的基础,像糖尿病、多囊卵巢综合征、脂肪肝等,都是发生在胰岛素抵抗的基础上的。
- ▶ 血脂、血压的升高会增加心脑血管的负荷,导致动脉硬化、血栓的风险升高,最终造成心梗、脑梗、脑出血等严重问题。
- ▶ 因脂肪的堆积造成气道狭窄。很多肥胖者都有打鼾的习惯,严重的甚至会打鼾打到一半戛然而止——不止鼾声暂停,连呼吸都暂停了,这种情况被称为呼吸睡眠暂停低通气综合征。通气量的减少会导致大脑氧气供应不足,因此很多肥胖者每天都需要很长时间的睡眠,出现即使睡眠时长足够白天还是没精神的情况。
- ▶ 体重过重会增加下肢关节的负担,长期的机械性损伤会导致骨关节炎,出现髋关节、膝关节疼痛的情况。
- ▶ 肥胖会增加患高尿酸血症、痛风、尿路结石的风险,这些都会严重影响生活质量,有过相关经历的朋友肯定不想经历第二次。
- ▶ 目前已被证实肥胖与 10 多种恶性肿瘤的发病是息息相关的,这真的是生命不可承受之"重"。

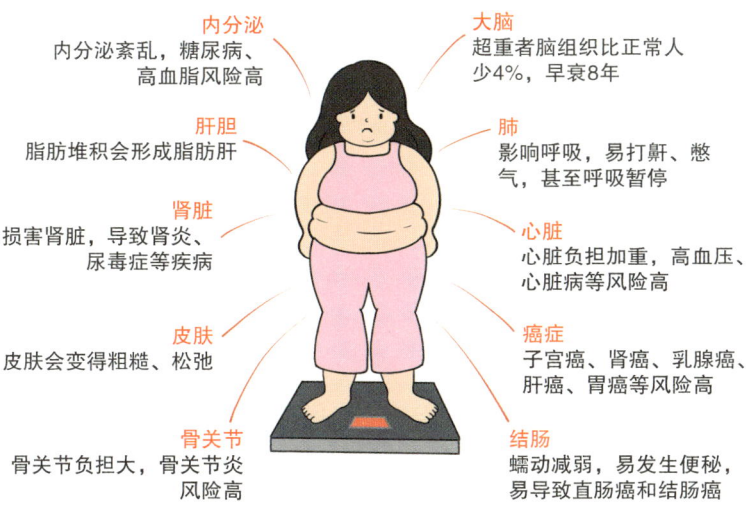

大部分代谢疾病在体重得到有效控制后都能有明显的改善,但一旦出现不可逆的并发症,如糖尿病的外周神经病变、肝纤维化、脑梗死等情况,再后悔就来不及了,这也是医生会建议肥胖者尽快采取行动控制体重的原因。

(沈奇伟)

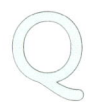 **6 肥胖是遗传的吗**

 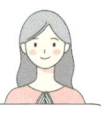

　　肥胖的原因至今仍是医学界的研究热题，目前的研究结果表明，肥胖和遗传是相关的，肥胖是遗传因素和环境因素共同作用的结果。但是，遗传因素占肥胖原因的比例无法衡量。

　　人出生之后基因型是无法改变的，在同样的环境中，拥有肥胖相关基因的人会更容易肥胖。但是，同样基因型的人在不同的环境中生活，身材也会有很大的不同。

　　父母除了将染色体遗传给后代外，很大一部分生活习惯也会"遗传"。因此，面对青少年肥胖越来越严重的问题，很多家长也该反思一下是不是自己的过错。

　　做任何事情都是"天赋＋努力"的结果，体重控制也一样。肥胖的遗传因素就像天赋一样，我们身边总有一些非常瘦的朋友、同事怎么吃都不会胖，这可能是因为他们"天赋异禀"。但对大部分人来说，努力往往能弥补天赋的不足，坚持饮食管理和定期运动，一样能拥有健康的身材。

　　人性有个特点：轻轻松松得到的不见得会珍惜，但辛辛苦苦打拼来的，往往显得更为珍贵。在减重的过程中，体育运动会增强心肺功能，提高免疫力，长期的健康饮食及运动的坚持，对意志力也是一种锻炼。相信在减重之旅中坚定前行的你，日后在生活中碰到其他困难时，也会更有勇气面对。

（沈奇伟）

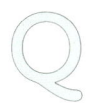 ## 减重的原理是什么

 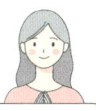

除了少数因为激素异常导致的肥胖外,大多数的肥胖都是原发性肥胖,是能量失衡导致的。当摄入的能量大于消耗的能量,多余能量主要以糖原及脂肪的形式储存在体内,从而导致体重的升高。

了解了肥胖的原理,反其道而行之就可以达到减重的目的,也就是**让摄入的能量小于消耗的能量**即可,机体在感受到外源性能量缺乏后,就会开始动员机体的能量储备。但要注意,糖原、脂肪的合成和消耗始终处在动态平衡中,不同状态下提供能量的比例也是不一样的。

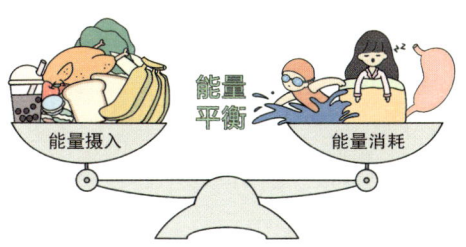

知道了减重的原理,还得知道如何去实践。

减少摄入的能量就是要少吃,这也是减重过程中最重要的一部分。具体每天定多少的量,可以参考本书"减重路上吃的窍门"一章。通常,计算出自己每天的热量消耗值,再减去 300~500 千卡①(1 千卡≈4.18 千焦),就是比较合适的每天摄入量。对于部分 BMI

---

① 在减重、营养、健身等领域,千卡也被叫作"大卡",与"小卡"即卡路里相对。

比较高的人群，可以把热量缺口上调至750～1000千卡。

身体能量的消耗包括两部分。一部分是基础代谢，即用来维持自身体温、呼吸、心跳等基本生命需求的能量。对于这一部分，我们唯一能做的就是提高自己的肌肉含量。因为同样体重的人，肌肉含量高的往往基础代谢高于肌肉含量低的。另一部分就是运动代谢，日常的走路、工作，以及体育锻炼都可以增加这部分能量消耗，我们可以根据自己的实际情况来安排。

这些就是减重最底层的原理，任何减重方法都万变不离其宗。根据自己的生活状态，选择合适的减重方法，总能实现自己的目标。

（沈奇伟）

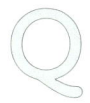 **8 体重反复是什么原因**

 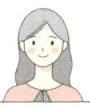

减重路上很难一帆风顺，体重总是上上下下。夏天到了，为了穿好看的衣服努力节食；冬令进补，火锅、麻辣烫都不忌口，身材焦虑也暂时随着北风飘散——反正大衣一裹谁也看不出来。于是，很多人陷入了肥胖-减重-复胖-再减重的怪圈中，更有甚者体重一次比一次重，减重也一次比一次难。

要想摆脱体重反复的苦恼，首先得明白体重增长和减少的原理。**体重变化是能量平衡的反映**：摄入的能量大于消耗的能量，多出来的能量就会储存在体内，体重就上涨了；消耗的能量大于摄入的能量，身体就会通过消耗自身的能量储备来维持生命活动，体重就下降了。但是，自身能量储备的来源不只是脂肪，碳水化合物、蛋白质、脂肪均有不同程度的消耗，同时还伴有水分的排出，因此，减去一部分的脂肪，会同时伴有糖原、肌肉、水分的减少。在减重刚开始的过程中，往往可以看到体重在往下掉，但体形没有明显的变化。随着体脂率的逐渐下降，就可以看到体形的变化了。

在体重下降阶段，饮食是最重要的。**如果这时热量缺口过大，就会让大脑认为现在是食物匮乏的时期，聪明的大脑就会逐渐下调自身的代谢率，使身体进入低功耗模式**。如果同时期蛋白质摄入不足，肌肉得不到有效的补充，肌肉流失就会更多，基础代谢就会进一步下降，导致减重后期体重下降速度越来越慢。

等身体进入能量收支平衡的状态，体重就进入了平台期。这时如果稍稍松懈，增加一些饮食量，体重就会有反弹的迹象；如果能加以控制，身体会逐渐进入一个新的能量平衡状态，直至新的不稳定因素出现，如进一步控制热量摄入、增加运动量、放弃减重导致摄入能量大幅增加等。

如果不刻意锻炼肌肉，之前减重中流失的肌肉重新增长回来的速度是很缓慢的，身体的基础代谢也就相应较低，这就导致一次次"体重过山车"之后，减重变得越来越难。

体重管理是一个长期过程，找到能够长期坚持且不费力的饮食和运动方案，才是较为安全的减重策略，才能跳出体重反复的怪圈。

（沈奇伟）

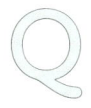 **9 减重的目标该怎么定**

 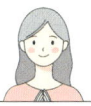

很多人觉得减重就应该一鼓作气,尽快把体重减到想要的数字,然后只要维持即可,殊不知这样的减重效率反而是比较低的。

减重最主要的目的是减掉脂肪,虽然短时间内极低热量饮食确实能有效降低体重,但减掉的大部分是肌肉和水分,很容易反弹,这也是很多人体重反复的原因。大脑对体重是有记忆的,短期内的快速减重,会让大脑误以为进入了饥荒的状态,从而发出需要摄入更多能量的信号,让人在不知不觉间吃得更多。此外,极低热量饮食非常难以坚持,一旦恢复正常饮食,再次增加的热量摄入就又让体重反弹回去了。

通常,减重需要设定一个合理的目标。**单纯饮食控制的策略能减去目前体重的 5%～10%**,例如,目前 100 千克的体重,将目标设置为减去 5~10 千克是比较合理且比较容易的。但是,能减掉多少并不是绝对的,如果对自己要求较高,设定更高的目标,如减去 30% 也是没问题的,只是要制订更为严格的饮食计划。运动同样是减重必要的一部分,对体重的维持和饮食同样重要。**饮食和运动结合,能让体重管理更为高效。**

减重还需要设定一个完成的期限,通常为 6~12 个月,如果目标定得较高,这个时间也要相应延长,才能更轻松地完成目标。让身体有个逐步适应"新体重"的过程,才能有效降低复胖的风险。

在确定了减重的目标和期限之后,就可以着手制订饮食和运动计划了。值得注意的是,不要好高骛远,也不要三天打鱼,两天晒网,减重是个长期工程,一旦开始,就奔着目标前进,不然又会回到体重反复的老路上。

(沈奇伟)

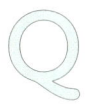 **10 多久完成减重目标比较合适**

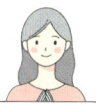

很多人在减重的时候会发现刚开始效果比较明显，但随着时间推移，可能第二三个月就减不下去了，自信心开始动摇，然后坚持不了多久就放弃了，等体重反弹回去又开始懊悔，又开始新一轮减重。

减重需要设定一个目标，然后再定一个完成期限，这样的减重方案是对身体影响最小、实现难度最低，也是最不容易反弹的。如何设定完成期限取决于减重的目标：**如果只是想减掉 5 千克以内，3 个月左右的时间即可**；如果想要减掉得更多，则需要更长的时间。

通过极低热量饮食，或者通俗来讲"吃很少"来减重，早期减掉的往往是水分和肌肉，这并不是减重的核心目标，这也是不推荐过度节食的原因。减重更多是需要减去身上的脂肪，消耗 1 千克纯脂肪大约需要 7 700 千卡的热量差。将设定的减重目标进行换算，就可以知道想要减掉相应的脂肪需要消耗多少热量。结合自己每天的基础代

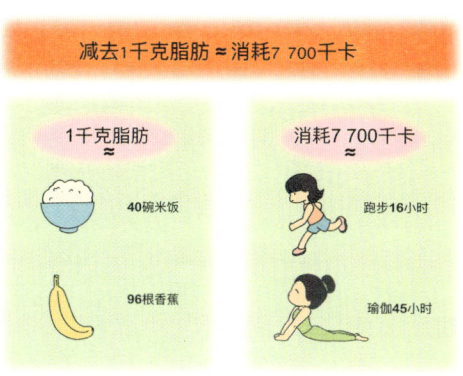

谢、运动量，制订饮食方案，能精确知道自己每天能消耗掉多少热量。将两个数字相除，即可得到完成目标所需要的时间。通常建议每天 300～500 千卡的能量负平衡是比较合理的，肥胖人群可以适当提高热量缺口至 750～1 000 千卡。但是，每个人的生活、工作、饮食习惯不同，执行起来会遇到各种不同的意外情况，又不可能做到像运动员、明星一样有一个团队来负责精准控制运动和饮食量，因此，普通人可以使用一些减重 App、运动记录工具辅助计算，得到一个大概的数字即可。

值得注意的是，一旦开始减重，就不要半途而废，达到目标之后，可以适当增加一些饮食量，保持能量平衡一段时间，让身体适应这个体重，这样才能保证减重效果的长期维持。

（沈奇伟）

Q11 多胖需要去医院就诊

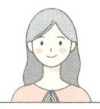

肥胖是一种全身性、综合性的代谢性疾病，很多人在想到减重的时候，第一时间总是查手机、问朋友，宁愿花大价钱购买一些偏方，也不愿意去医院进行咨询。也有一些"以瘦为美"的人，明明身材已经很标准了，还是会来跟医生软磨硬泡，要开处方药物辅助减重。那么，究竟多胖才应该去医院就诊呢？

如果有定期体检，**所有代谢指标都正常**，且自己尝试减重效果不佳、出现复胖等情况，建议满足**肥胖症标准（BMI≥28）**的人士来医院进行咨询，医生会根据肥胖的程度给予相应的减重策略。

如果**已经出现了一些代谢并发症**，如高血糖、高血压、血脂异常等，建议**BMI在24以上**，也就是超重人群就应该来医院就诊了。尽早干预能够有效改善代谢指标，避免进一步造成其他并发症。

对于正常体重范围内、想追求更瘦的人士，就不建议来医院报到了，多学习营养、运动相关知识，到菜市场、健身馆多打打卡，吃得新鲜健康，再加上合理运动才是最佳的体重管理策略。

（沈奇伟）

12 肥胖需要做哪些检查

A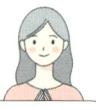

肥胖与很多代谢疾病密切相关，当肥胖到一定程度的时候，就需要医学干预了，不要觉得现在没有症状就拖到难以挽回的程度。那么，去医院检查时该注意什么呢？

首先要明确挂号的科室。不同医院设置有所不同，一般挂内分泌科或者减重代谢外科，还有些医院有肥胖专病门诊，可以根据就诊医院的情况来选择相应的门诊。

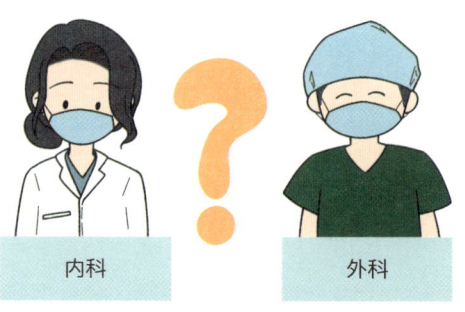

其次是检查内容。通常，医生会详细询问病史后开具相关的检查，主要包括两方面：一方面是**肥胖原因的筛查**，如激素、甲状腺功能、基础代谢检测等；另一方面是**肥胖相关代谢指标的检查**，如血糖、血脂、肝肾功能等。

最后是一些特殊情况。如果伴有其他疾病，如心理疾病、妇科疾病、胃肠道疾病等，需要进行**多学科会诊**，医生也会要求患者去相关科室就诊或检查。有些重度肥胖的患者并不是简单的看一个门诊就能得到解决方案的，部分医院也开设了多学科团队（MDT）门诊，可以同时得到多科室给出的综合性治疗方案。

在做完各种检查之后,医生就能有一个基本的判断,可以针对目前的情况给出专业意见,包括饮食及运动的策略、是否需要用药、是否需要进行手术干预等。

肥胖是一个多系统、多器官的综合性疾病,检查和治疗并不是千篇一律的。目前还没有针对肥胖的特效药物,往往需要个体化的综合治疗,切记不要听到某个药物减重效果很好就盲目跟风。

(沈奇伟)

13 药物减重靠谱吗

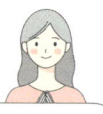

总有很多人觉得健康的生活方式调整起来见效太慢,于是想着能不能走个捷径。听说靠减重药减重不用运动,不用忌口,只要用起来,体重就会刷刷地掉,于是就想尝试。目前,市面上的减重药物可以分为以下几类:第一类是号称能减重的各种保健品,如排毒减重茶;第二类是专门针对减重这个需求开发的药物;第三类是并非专门为减重开发的,却具有一定减重效果的药物,如近两年很火的司美格鲁肽。那么,用药物减重到底靠谱吗?

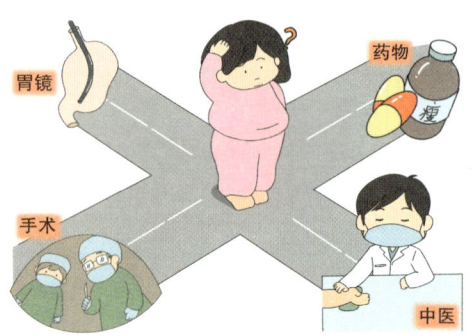

首先需要明确的是,哪些人可以使用药物减重。如果 BMI≥28,并且至少合并了一种肥胖合并症,如 2 型糖尿病、高血压、高血脂等,或者虽然没有合并症,但 BMI≥30,那么,在尝试生活方式干预无效后可以考虑药物治疗。

其次,你需要知道,号称能减重的各种保健品要么是偷偷加入了缓泻药等,短期是管用,但有损身体健康;要么添加了纤维素、益生菌等保健成分,对减重来说可有可无。因而,从健康有效减重的角度来说，这类药物都是无效的。

再次，专门针对减重设计的药物也有其局限性。目前国内上市的专门针对减重设计的药物只有奥利司他，它通过结合胃肠道的脂肪酶达到阻止脂肪吸收的效果。然而，奥利司他只能减少 30% 的脂肪吸收，如果吃得太多，留在体内的能量过多，人还是会胖。另外，由于吃进去的脂肪不能被完全吸收，所以服用奥利司他期间脂肪性腹泻不可避免，有时令人很是尴尬。

最后，在临床使用的过程中发现有一类降糖药有很好的减重效果，也就是胰高血糖素样肽-1（GLP-1）受体激动剂，其中的主要代表是司美格鲁肽。目前，我国批准司美格鲁肽用于 2 型糖尿病和肥胖症（BMI≥28）的治疗。尽管如此，由于司美格鲁肽的减重效果主要来源于药物对食欲中枢和胃肠道蠕动的抑制，因此**不配合生活方式的改变仍然很难产生体重减轻的效果**。并且，随着药物使用时间延长，机体对这类药物反应性会下降，体重反弹比较常见。此外，司美格鲁肽还有一些临床的不良反应和禁忌证，因此需要专科医师把控才可以开具处方。

（刘文娟）

Q14 除了药物外,还有什么辅助手段吗

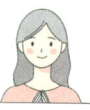

A

减重"神药"司美格鲁肽的爆火,让大家意识到可以使用一些辅助手段来快速控制体重,于是纷纷通过各种途径购买这一类药物。诚然,司美格鲁肽可以非常有效地降低食欲,减少食物摄入,但毕竟这一类 GLP-1 受体激动剂是降糖药物,存在引发胃肠道反应、胰腺炎、抑郁等不良反应的风险,甚至在动物实验中观察到甲状腺癌的发生。因此,在用药前要经过严格的评估,医生才会根据实际情况开具此类药物。

要靠意志力控制饮食是相对较难的,因此可以使用一些辅助手段来降低饮食控制的难度。除了药物之外,目前使用较多的包括中医针灸/埋线、胃内占容产品、内镜下袖状胃成形术及减重代谢手术等。

中医是我国古代科学技术的瑰宝,自古以来就有针对肥胖的汤药及针灸治疗方法。中医理论认为,肥胖是因为饮食不节或脾胃不足,导致脏腑功能失调、聚湿成痰、壅积于体内而导致的。对此,中医的治疗方法是对相应穴位进行刺激,来调理脏腑功能。针灸的频率较

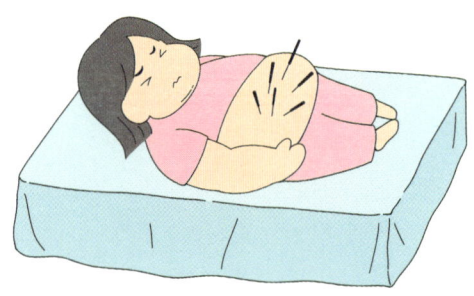

高,一般每周至少3次以上,每次半小时左右;埋线是现代材料和中医理论结合的产物,是将可吸收线埋入相应的穴位,从而起到持续的穴位刺激作用,通常为2周一次。

胃内占容产品分为一次性的和中长期置放两种。一次性胃占容产品多数为热量极低的纤维素,因其高吸水性,在遇水后通常会膨胀数百倍,在餐前半小时服用,就可以**占据胃内空间,使人更快达到饱腹状态,从而减少该餐的摄入量**。中长期置放的胃占容产品通常是高分子材料制作的胃内球囊,置放入胃内后注入300～1000毫升水,从而占据胃内空间,减少食物摄入量。早期的胃内球囊需要通过胃镜来置放和取出,最新的球囊已经可以做到经口吞服,并在3个月后自行降解排出。

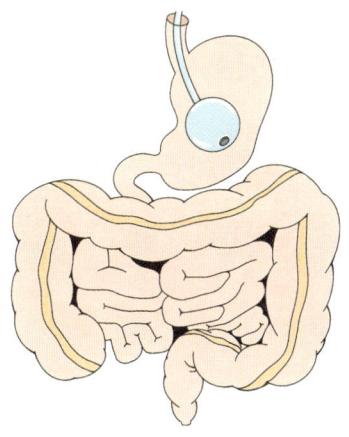

内镜下的肠道覆膜支架是一种新型的减重辅助手段。小肠是吸收能量的主要场所,食物与小肠近端的消化液相结合,并在接近10米的小肠内逐渐被分解、吸收。肠道覆膜支架置入术是通过在小肠的入口处放置一个约70厘米长的支架,从而延迟、减少能量的吸收。这种方法的优势在于不用改变原有膳食习惯,并且对血糖控制有一定帮助。需要注意的是,支架需要在3个月后取出。

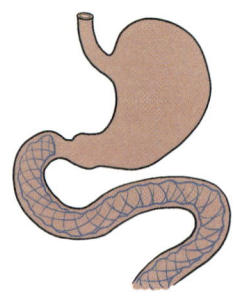

内镜下袖状胃成形术（ESG）和减重代谢手术（LSG）类似，是通过内镜下的缝合，或者通过手术切除部分胃，来达到**缩小胃容积**的效果，在进食少量食物后即可有饱腹感，从而达到被动改变饮食习惯的目的。

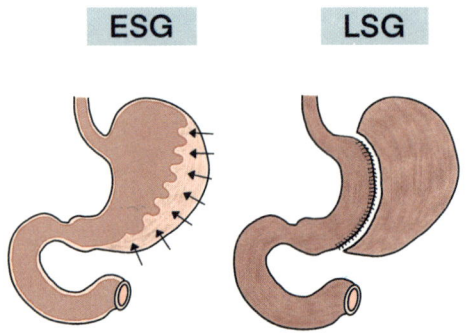

值得注意的是，不论采取哪种辅助手段，依然要强调饮食的配合。辅助手段的根本目的是通过降低饮食控制的难度，重塑健康、可持续的饮食习惯才能保证减重效果不反弹。

（沈奇伟）

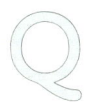

15 不同减重方法能减掉多少重量

 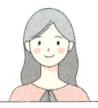

面对五花八门的减重方法和产品所宣称的神奇效果,很多人都会感觉减重很容易,但真正实施起来总会遇到各种瓶颈,从而放弃减重。挑选适合自己的减重方案需要从减重目标、生活习惯、配套设施及环境、是否使用辅助手段等方面去考量。

设定减重目标是整个减重过程的第一步,定好了减重目标,才能选择合适的减重方法。在目前主流的减重方案中,大致分为生活方式干预(饮食、运动)、药物、中医药、内镜操作及减重手术等几类,下表简单汇总了目前各类研究中不同减重方式的效果差异。

手段	平均减重效果(总体重减轻百分比)
饮食、运动	5%~10%
药物	3%~22%
中医药	2%~10%
内镜操作	10%~20%
减重手术	20%~40%

由于不同研究中患者的基线水平和配套环境不一致,所以上述结果仅供参考。尤其是研究中大多数人都是 BMI 在 37.5 以上的,同样的方案对于较低 BMI 人群的结果有待考证。

在大多数的研究中,**各类减重方案都要求参与人群配合饮食的干预,并积极配合锻炼**,可见饮食和运动对减重的重要性。以目前的科技发展水平，没有哪种产品或者手段真正能做到不用配合饮食和运动就能成功减重。因此，在面对宣称能让人"躺瘦"的产品时，大可不必浪费时间去具体了解。

（沈奇伟）

Q 16 有普适的减重法吗

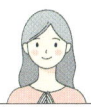

论起减重方法,不同的人会告诉你不同的"捷径"。健身教练会说,运动增肌、提高基础代谢很重要;中医会说,针灸、拔罐、按摩经络就能瘦;正在减重的朋友可能会说,他在朋友圈看到了几个"干净饮食"的食谱,效果不错……那么,真的有普适的减重方法吗?在所有减重方法中,**全球科学家公认的首选方法是生活方式干预**,因为它不仅最有效,也最安全。

健康的生活方式需要从饮食、运动、睡眠、压力调节等方面进行干预。

在饮食方面,需要打造能量缺口,让每天摄入的能量小于消耗的。医学研究建议,每天的能量缺口应在 500～750 千卡,低于或高于这个范围都不行。500 千卡是多少呢?大概是 1 包 100 克薯片的热量。如果每天保持 500～750 千卡的能量缺口,体重应该每周会稳定下降 0.5～1 千克。在食物的选择方面,饮食结构可以参考地中海饮食,食材多样化,合理分配三大营养素(蛋白质、脂肪和碳水化合物)的比例,推荐清蒸、水煮、白灼等少盐少油的烹饪方式。

运动对减重的重要性不言而喻,而且它还是形成新生活方式的原动力。高效燃烧脂肪的运动需要满足 3 个条件,即有氧、合适的强度、足够的时长。目前,科学减重的权威指南推荐的方法是,每周 150 分钟以上中等强度的有氧运动。

全球多项流行病学研究表明,睡眠不足与 BMI 的增加有关,因而,从某种意义上说,睡好觉就能"躺瘦"。目前建议每天的睡眠时长为 6～8 小时、保证能有一定的深度睡眠。

最后谈一下心理因素的管理。人体在响应压力的时候，体内皮质醇的含量会逐渐升高。皮质醇会影响人体的脂肪分解，使脂肪难以分解并重新分布到胸背部。而且，皮质醇会影响人体的水平衡，让人变得水肿。此外，压力还会阻断瘦素的分泌，进而降低机体的代谢水平。除了转变自己的思维外，还可以尝试瑜伽、冥想、正念等有呼吸导引的舒缓运动，帮助缓解压力。

（刘文娟）

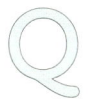

17 什么方法能使体重减下去不反弹

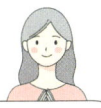

先说答案：**没有绝对不反弹的减重方法**。

体重取决于能量的摄入和消耗，只要还需要进食，就存在复胖的风险，只不过各种减重方式对食物的限制程度不同，因此也导致了减重效果和复胖率的不同。

减重的底层逻辑是能量摄入小于能量支出，通过消耗自身储备来达到减轻体重的目的。保持体重的逻辑也是类似的，只要保证能量的摄入和支出平衡即可。虽然听上去很容易，但要想维持减重效果不反弹，就得长期处于能量平衡的状态，也就是需要建立能够长期坚持的饮食和运动习惯。

在各类减重方法中，目前复胖率最低的是减重代谢手术，但这并不代表做了手术就能不复胖。因为解剖结构的改变，食物摄入受到了限制，所以做了手术的患者更容易控制饮食。尽管单次摄入量变少了，但如果摄入食物的热量密度高，例如，每天一杯奶茶，正餐也是以高油、高盐的高热量食物为主，零食不断，别说维持体重不反弹了，连能不能减下去都难说。其他减重方法也是一样，如网红减重"神药"司美格鲁肽，在用药期间食欲会受到明显抑制，进食量减少，从而减轻体重，但不可能长期使用药物来抑制食欲，一旦停药食欲恢复后不能控制饮食，体重依然会反弹。

除了饮食之外，运动对体重的维持也是非常重要的。研究表明，对于减重，运动的作用相对有限；但对于体重的维持，运动与饮食发挥着同等重要的作用。另外，随着年龄的增长，基础代谢会逐渐降低，只能通过运动的方式来补偿这一部分降低的基础代谢。

因此，想要维持减重效果不反弹，最重要的是<mark>找到一个能够长期坚持的饮食和运动习惯</mark>，药物、中医治疗、内镜操作、减重手术等方式都只能起到辅助作用。

（沈奇伟）

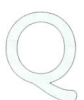

18 什么速度减重比较合适

 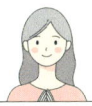

在减重速度上,很多人会觉得越快越好,甚至希望一夜之间就能瘦到完美身材。其实,"欲速则不达",就像一口吃不成一个胖子,安全且可持续的减重速度对健康和长期维持理想体重至关重要。过快的减重可能会导致身体健康问题,如营养不良、肌肉流失、代谢减缓、心理压力增加等。适中的减重速度则有助于确保减掉脂肪的同时尽量少丢失肌肉,并且更容易长期坚持。

大量医生和科学家共同总结出来的结论是:如果 BMI ≤ 35,最好 6 个月内减少现在体重的 5%~10%;如果 BMI 超过 35,可以 6 个月减少体重的 10%~15%。6 个月后,再设定下一轮计划。

这么设定有 3 个好处:第一,难度适中,努力就能达成;第二,健康,即使 6 个月后还没达到目标,也大大降低了患各种疾病的风险;第三,不容易反弹。可能你会觉得:"反弹了再减呗,有啥大不了的?"但其实,体重的反弹循环对身体的伤害更大。与其瘦了再胖,还不如一直胖着。

对大多数人而言,设定的健康减重速度可以**为每周减少 0.5~1 千克**,BMI 越低可以越接近 0.5 千克,BMI 越高则可以越接近 1 千克。这样的速度被认为是安全且可持续的,在减少脂肪的同时最小化了肌肉和其他重要营养素的损失。此外,这种渐进的减重方式还有助于避免身体的保护性反应,如基础代谢率的下降,有效避免减重后的复胖。

每个人的身体情况和减重反应都是不同的,因此最重要的是找到适合自己的减重节奏,并坚持下去。健康的减重是一个长期的过程,关键在于持续改善生活方式和饮食习惯,而不仅仅是追求短期的体重下降。

(刘文娟)

Q19 有"躺瘦"的办法吗

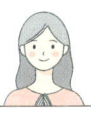

方法肯定是有的,关键是能不能接受这个过程以及带来的风险。

临床上一些情况需要禁食,如胰腺炎、胃漏、肠漏等,患者通过静脉补液补充最基本的水和电解质,患者的体重会短期内快速下降。部分使用司美格鲁肽的患者,因为食欲抑制明显,每天只摄入300~400千卡的热量,前几个月确实有较好的减重效果。

但是,这些非常方法并不适用于大多数人群,虽然效果显而易见,但带来的后果也是大多数人不能接受的。其风险包括部分电解质紊乱、激素紊乱、营养不良以及营养素缺乏相关的症状。

极低热量摄入最大的弊端就是无法长期维持减重效果。由于机体快速进入"节能模式",一旦恢复正常饮食,体重就会有明显的增加。

目前,大众对"躺瘦"的理解更多的是借助外力,不用控制饮食,不用运动,不会饿,体重还能快速下降,那自然是与体重的增减原理相悖的。想要健康瘦、长期瘦,更多还是需要长期稳定的饮食和运动习惯调整。

(沈奇伟)

20 一般的减重方法对激素导致的肥胖有用吗

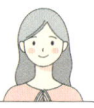

类固醇药物，也就是大家熟知的激素，在临床上被广泛使用。但是，它们会影响新陈代谢和身体的脂肪分布，因而有一些患者会出现显著的"满月脸""水牛背"，患上库欣综合征。使用激素为什么会引起体重的迅速增加？本书中推荐的减重方法还有用吗？

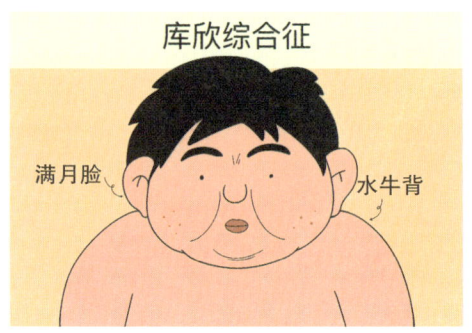

首先，我们需要了解，激素主要通过6个方面导致体重增加：增加食欲；改变脂肪存储，使其更倾向于在躯干和面部沉积；减缓新陈代谢；降低胰岛素敏感性；导致水钠潴留；减少肌肉质量。

了解了激素导致肥胖的原因，就可以针对性地制订减重方案了。使用激素所导致的食欲增加、水钠潴留、代谢减慢等，在停用激素后就逐渐消失了，因而体重自然而然会有下降趋势。但是，如果一段时间的食欲增加改变了饮食习惯，那么即使停用激素，体重也会居高不下。

普适的减重法即**生活方式干预在激素性肥胖中也同样适用**。需要强调的是，应减少糖分和精制碳水化合物的摄入，增加膳食纤维、蛋白质和不饱和脂肪酸的比例。如果长期使用激素导致肌肉量丢失较多，在运动干预方面更需要循序渐进，不能过于激进。从温和的有氧运动开始，逐渐增加运动强度和运动时间，在体力支持的情况下可适当增加力量训练。

最后，需要评估是否合并了激素导致的其他内分泌系统紊乱，包括血糖、血脂、血压的异常等。若有肥胖合并激素相关性糖尿病，可以在专科医生的建议下合理选择降糖兼具减重效果的药物。

（刘文娟）

21 "经期可以随便吃"是真的吗

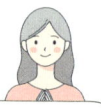

A

女性朋友可能会发现，在来例假的时候，即使吃了不少零食，体重都没有明显的上涨，于是得出"经期随便吃都不会胖"的结论，但事实并非如此。

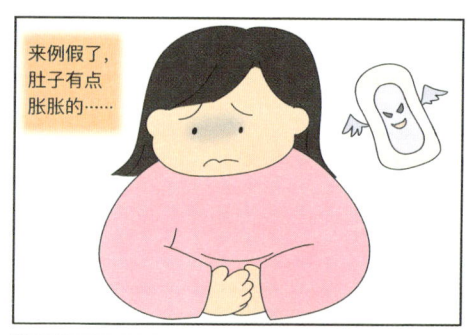

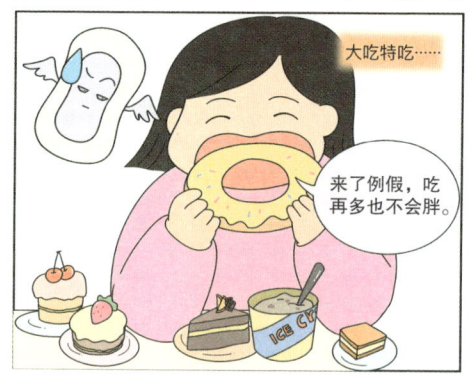

来例假的前几天，由于雌激素不断增加，会导致身体出现一定的浮肿（即学术上说的"水钠潴留"），体重也会随之轻微增加。随着

月经来潮后雌激素急剧下降,这种水肿会逐渐消退,体重就会随之下降,回到之前的水平。

另外,经期基础代谢也会有轻微的上升。如果在这期间吃了较多的食物,体重却还比较稳定,那说明因为食物增加的热量摄入被上调的基础代谢抵消掉了。但是,如果热量摄入超过了上调的基础代谢能抵消的水平,仍然能看到体重的上涨。

因此,**经期仍然不能放纵自己的饮食**,放纵的后果就是体重的增长。如果因为经期情绪不稳定等原因摄入了不少能量,可以通过后期适量减少热量摄入或者增加运动来抵消。长期的体重管理需要相对稳定的饮食和运动习惯。

(沈奇伟)

22　真的有喝水都胖的人吗

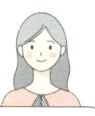

在肥胖门诊，经常能听到患者抱怨："医生，我是那种喝水都会胖的人，减重真的太难了。"话里透露出对减重的无限绝望，似乎任何方法都没法让体重降下来。真的有喝水都胖的人吗？

诚然，遗传因素对个体很重要，目前已经发现1 000多个和肥胖相关的遗传因素[1]。虽然父母会将一部分"肥胖基因"传给下一代，但肥胖是遗传和环境共同作用的结果，基因并不能决定一切，除了少部分基因突变和继发性肥胖人群外，绝大多数人的肥胖都是热量超标及缺乏运动引起的。

因为物质生活的丰富，超重及肥胖率逐年升高。我国在20世纪80年代的肥胖率连1%都不到，如今已经达到24%了。身边随处可得的高热量食物、繁重的学习工作压力、频繁熬夜的习惯、长期缺乏运动的生活方式……都是肥胖的重要推手。今天心情不好喝个奶茶，明天心情好去吃个火锅，健身卡最大的用途是去洗澡，能把体重维持住就已经不错了，何谈减重一说。

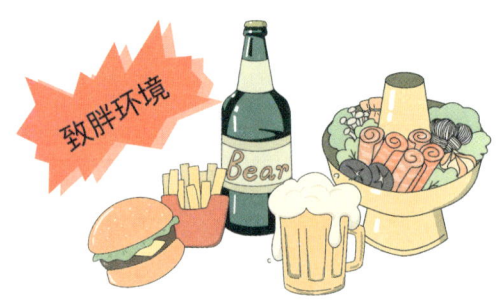

身处一个"致胖环境"很容易给人造成自己"喝水都胖"的错觉,减重也显得尤其困难。如果真的想控制体重,就必须下定决心,将减重理念贯彻到生活中的每一个细节,坚决和不良习惯说不。实在架不住盛情邀请,也可以只点无糖的纯茶饮,吃火锅的时候涮水去油,坚持一段时间就会发现,减重习惯的养成也并非难事。

(沈奇伟)

参考文献

[1] LOOS R J F, YEO G S H. The genetics of obesity: from discovery to biology[J]. Nat Rev Genet, 2022, 23(2): 120 - 133.

23 肥胖和睡眠有关吗

 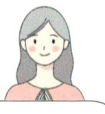

先说答案，肥胖和睡眠是相关的，而且是互相影响的。

导致肥胖的一个重要因素就是熬夜、昼夜节律的紊乱。人类体内存在生物钟，这是通过进化保存下来的维持机体正常代谢的重要系统。节律的紊乱会导致机体糖脂代谢的紊乱，从而加速肥胖的发生，增加代谢并发症发生的风险。在减重期间熬夜，即使做了减重手术，也会造成减重效果的削弱。

反过来，肥胖也会影响睡眠质量。肥胖者最常见的一个合并症就是阻塞性睡眠呼吸暂停。脂肪堆积造成的气道狭窄会导致在睡眠期间呼吸突然中断，从而造成氧气供应不足。这也是肥胖者经常白天精神不佳，甚至会说着说着话就睡着的原因。可千万不要小看这个合并症，它会对大脑造成很严重的影响。人类的血液流经肺部，携带吸入的氧气并运送到大脑及全身其他器官，以维持正常的生命活动，一旦组织缺氧，就可能会导致不可逆的损伤。因此，对于一些平时打鼾较为严重，甚至会出现呼吸突然暂停的肥胖者，一方面应积极控制体重，另一方面需要积极到医院相应科室进行评估和治疗。

有人说"好身材是睡出来的"，虽有点夸张，但足见睡眠对肥胖、减重的重要性了。

（沈奇伟）

24 睡得多和睡得少,哪种更容易肥胖

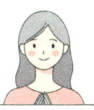

睡眠时间的减少,已经成为现代社会的一种普遍现象。睡得少会长胖吗?还是睡得多容易长胖呢?研究显示,夜眠时间短、晚睡等睡眠行为与肥胖、2型糖尿病和代谢异常之间存在密切的关联。**睡眠时间不足**会对内分泌功能、葡萄糖代谢、食欲调节产生不利影响,这些因素最终**会增加发生肥胖和糖尿病的风险**。

所谓"一时熬夜一时爽,一直熬夜一直爽",睡眠时间不足已成为当代人面临的最大睡眠问题。在儿童肥胖中,睡眠不足带来的影响更为显著。有资料显示,早睡(20:00或更早)的学龄前儿童中,有10%到青春期时会发生肥胖,而晚睡(21:00或更晚)的儿童中有23%会发生肥胖。相较于晚睡,早睡儿童发生青春期肥胖的风险少了一半以上。在健康儿童和成人中进行试验性的睡眠限制,结果显示被

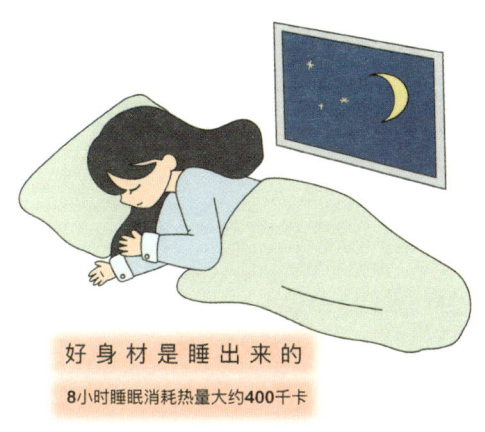

好身材是睡出来的

8小时睡眠消耗热量大约400千卡

剥夺睡眠的人在1星期内食物摄入量更多、体重明显增加。在成人中，与睡眠行为正常的人群相比，睡眠时间短或是夜班工作的人，久坐时间更长、中高强度体育锻炼时间更短，这些变化会导致每天总能量消耗减少。此外，在睡眠被剥夺的情况下，脑内与食物奖赏相关的区域会被激活，人会更倾向于选择高热量的食物，能量摄入增加。因此，睡眠时间短和睡眠时间不稳定，不仅会影响白天状态，包括工作能力下降、意外事故增加等，还会对内分泌功能、糖代谢等健康状态造成不利影响。

那么，我们如何定义睡眠不足？我们需要多少睡眠才足够呢？我们一般从4个维度去衡量睡眠，包括睡眠的时长、睡眠的质量、睡眠的节律和白天的精神状态。虽然美国国家睡眠基金会发布的睡眠时长推荐意见中提到，18～64岁年龄组的睡眠最好为7～9小时，但不同个体以及不同年龄段所需要的睡眠时长差异很大。对个体来讲，晨醒后感到精神焕发、能够维持白天最佳功能状态所需要的睡眠时长，就是你所需要的睡眠时长。

（付　聪）

25 肥胖是如何影响睡眠的

 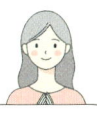

衡量睡眠有 4 个维度,其中之一就是睡眠质量。肥胖在很大程度上会影响睡眠连续性和睡眠深度,这不得不提到在肥胖患者中最常见的两大睡眠问题:**阻塞性睡眠呼吸暂停**(OSA)和**肥胖低通气综合征**(OHS)。在过去 20 年里,肥胖的流行导致阻塞性睡眠呼吸暂停患病率从 14% 迅速增加到 55%。

什么是阻塞性睡眠呼吸暂停?就是在睡眠过程中呼吸有停顿或是不通畅,持续时间在 10 秒以上,甚至超过 1 分钟,其间呼吸气流没办法顺利通过气道到达肺部,因此常伴随有缺氧,当缺氧达到某种程度或是呼吸停顿持续一定时间,大脑就会感应到并促使人从睡眠中醒过来,这时气道又重新开放,呼吸气流能顺利进入肺部并带来新鲜空气,恢复正常状态。这些短暂的醒转通常仅保留数秒,在我们还未意识到情况下又进入睡眠并再次出现呼吸停顿,周而复始。有些严重的患者每小时呼吸停顿超过百次,这意味着每小时都会从睡眠中醒来近百次。这种程度的睡眠破碎化往往伴随整夜深度睡眠的缺失,虽然患者自己觉得睡眠时间是足够的,但白天容易犯困,甚至开车时都会打瞌睡。肥胖低通气综合征在伴随有阻塞性睡眠呼吸暂停的基础上,常因肥胖导致出现肺功能的其他改变,包括腹部对膈肌的压力增加导致肺功能减弱以及呼吸系统的过度负荷。这类患者清醒时常伴有二氧化碳潴留和低氧血症,比单纯的阻塞性睡眠呼吸暂停患者有更严重的合并症和更高的病死率。

为什么肥胖会增加阻塞性睡眠呼吸暂停患病率?这与脂肪改变气道结构有关。随着体重的增加,口腔底部脂肪堆积致使舌头向上、向后移位。另外，脂肪组织扩张并渗透到上呼吸道的各个缝隙和空间，累及咽后和咽侧组织、软腭和口腔底部，导致舌后气道空间明显减少，因此气流无法通过狭窄的气道，最终发生呼吸停顿。从面容来讲，颏下三角和颈上区域的脂肪体积分布产生了所谓的"双下巴"，这种外观是预测存在阻塞性睡眠呼吸暂停的重要特征。

阻塞性睡眠呼吸暂停和肥胖低通气综合征不仅影响睡眠的连续性和深度，更伴随有缺氧引发的全身炎症反应，增加心脑血管疾病、代谢异常和认知功能下降的发生风险。因此，管理肥胖、改善夜眠质量迫在眉睫。

（付　聪）

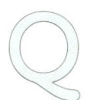

26 减重碰到平台期怎么办

 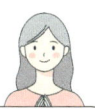

减重过程中体重不是持续性下降的，通常会碰到很多次平台期。从长期视角来看，体重会波动式下降，因此体重没有必要每天都称一次，一般 1~2 星期称一次就行，频繁称体重只会增加焦虑的情绪，并不能有效提高减重效果。

一般体重停止下降超过 2 星期就可以认为进入了平台期，这代表机体进入一个新的能量代谢平衡的状态。平台期反应的仅仅是整体体重的稳定，不代表身体没有在往积极的方向发展，可能是身体成分在重建，脂肪仍然在减少，但水分的调整抵消了脂肪的消耗，从而导致体重数字没有下降。这个时期可以关注自己的腰围，如果腰围在逐渐减少，那就不用担心。如果体重、腰围长时间都没有变化，那就需要**通过调整打破这种稳态**，让体重再次进入下降通道。

减重期间饮食是最重要的，碰到平台期时更需要注意热量的摄入，建议通过饮食记录，结合一些辅助工具（如手机的饮食记录 App）来计算一下每天总热量、碳水化合物、蛋白质、脂肪的摄入量，并根据饮食分析结果来调整膳食策略。例如：原先碳水化合物摄入非常低，可以考虑增加"优质碳水"的摄入；原先采取限制能量平衡膳食，可以考虑采取 1~2 次轻断食的方法；原先长期极低热量饮食，大脑会认为进入了饥荒状态从而降低了机体的静息代谢率，可以考虑增加一些热量的摄入，重新调整自身的代谢率，当然这样会在短期内会伴有一些体重的反弹，只要保证每天一定的热量缺口，体重还是会下降的。同时，水分的摄入对减重非常重要，每天保证 2 升以上的饮水量能帮助更高效地减脂。

运动代谢也是能量消耗中重要的一部分，对于单纯靠控制饮食的减重者，进入平台期时可以考虑增加一些运动，同时适量增加一些食物的摄入，避免造成过大的热量缺口。原本就有运动习惯的减重者，可以考虑更换运动形式，如散步可以改为慢跑、游泳、划船机等；原本只做有氧运动的减重者，可以考虑增加力量训练。

平台期不可怕，可怕的是因此放弃坚持，导致体重反弹。突破平台期的原则是打破原先的能量平衡，做出一些改变，就可以轻松克服这个难题。

（沈奇伟）

Q27 为什么会越减越慢

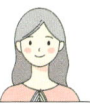

有过减重经历的人都知道，不管是膳食减重还是运动减重，都会碰到前几个月效果较好，越到后面体重下降速度越慢的情况，直到卡在一个数字减不下去了。这牵涉几个因素，知道了原理，就可以制订更为科学的减重方案。

第一，控制饮食期间，**蛋白质摄入不足会造成肌肉合成受到影响**，从而导致肌肉含量的减少，每天的热量消耗减少。此时如果想使体重继续减少，就需要更为严格地控制饮食，进一步减少热量摄入。

第二，糖原、脂肪、蛋白的消耗和合成在体内一直处在动态平衡状态，机体消耗能量的顺序一般是葡萄糖、脂肪、蛋白质，在自身的糖储备消耗到一定程度后才会开始更多动员脂肪进行供能。**如果每天消耗量比较大的话，机体会增加自身的糖储备**，从而需要更大的消耗量才能进入脂肪供能的阶段，这也是单纯运动减重效果会比辅以控制饮食效果差的原因。

第三，**人体每天从脂肪中获取能量是有上限的**，体脂率已经比较低的人群更是如此。超出脂肪供能上限，机体就会通过分解蛋白质来进行供能，造成更多的肌肉流失，基础代谢就会进一步下降[1]。因此，体脂率本身就较低的人群，想要健康减脂的话，每天的热量缺口不宜过大。

第四，**脂肪的消耗过程中需要碳水化合物和水的参与**，减重人群经常会刻意减少碳水化合物的摄入，极端人群更是完全不碰碳水化合物，这会使脂肪氧化不彻底，增加酮症的风险。此外，脂肪代谢还需要钙的参与，充足的钙摄入能够抑制脂肪细胞的增殖和分化。因此，均衡摄入营养才能更有效地减重。

机体的能量代谢是一个比较复杂的过程,任何极端的方式必然是不可取的,减重的初衷是为了健康,切莫追求体重秤上一时的数字变化。

(沈奇伟)

参考文献

[1] ALPERT S S. A limit on the energy transfer rate from the human fat store in hypophagia [J]. J Theor Biol, 2005, 233(1): 1–13.

28 减掉1千克脂肪需要多久

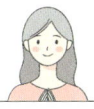

减重和减脂是两个不同的概念,但往往相互伴随进行。机体并不会单纯靠某一类营养素来进行供能,在不同阶段各种营养素提供能量的比例有所不同。

如果减重方法不当,虽然可以消耗一部分脂肪,但是蛋白质也消耗了,肌肉量变少了,再想减重就更难了。因此,我们减重的目标是尽可能消耗脂肪而保留肌肉。

大量的实验数据表明,减去1千克的脂肪,需要有7700千卡的热量差。举个例子来说,小美采用运动和控制饮食的方法减重,她的基础代谢是1200千卡/天,运动代谢为200千卡/天,每天的能量消耗就是1400千卡,如果每天摄入的热量为1000千卡,那每天的热量差就是1400−1000=400千卡,需要7700/400=19.25天来消耗1千克的脂肪,也就是每天大约减去50克的肥肉。这可能会令很多想要快速减重的人士感到失望。但是,快速减重往往伴随肌肉流失和基础代谢的下降,并不是可持续发展之道。

如果想要获得相对更快一些的减重速度,可以适当提高每天的热量缺口,通常300~500千卡/天都是比较安全的,高于500千卡确实可以提高减重速度,但需要注意的是,**人体的脂肪每天提供热量也是有上限的**,大约是每千克脂肪最多可以提供65千卡的热量。计算公式为:每天脂肪供能的上限=体重(千克)×体脂率×65(千卡/千克)。通过各类检测手段,得到自己的体脂率后,可以通过公式计算出自己每天脂肪供能的上限,制订更为科学的减重计划。

以笔者为例,体重65千克,体脂率为15%,每天脂肪供能的上限就是 65 千克×15%×65 千卡/千克＝633 千卡。那么，笔者在减重时，就应将每天热量缺口控制在 633 千卡以内。因为，超出了脂肪供能的极限，即使再提高每天热量缺口，也不会有更好的减脂效果。

体重（千克）×BMI×65（千卡/千克）

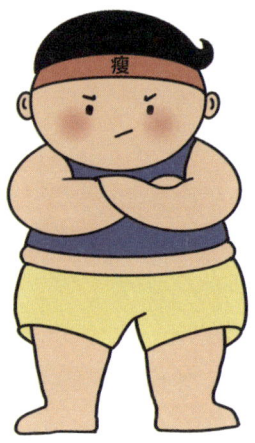

（沈奇伟）

减重路上吃的窍门

第二章

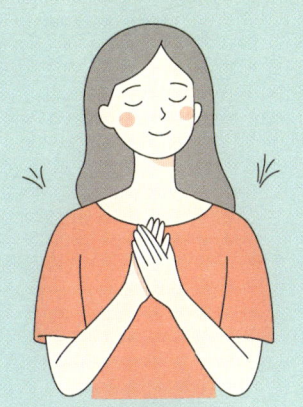

Q29 地中海饮食模式控制体重的优势在哪

A

地中海膳食模式的特点是高膳食纤维、高维生素、低饱和脂肪。仅这几点就具有减重潜力啦！这些营养素的良好来源通常是全谷物、新鲜蔬果、豆类、坚果、鱼和海鲜，食谱中若是合理安排这些低能量、低饱和脂肪的食材，饱腹感肯定不低，能量也不会高。

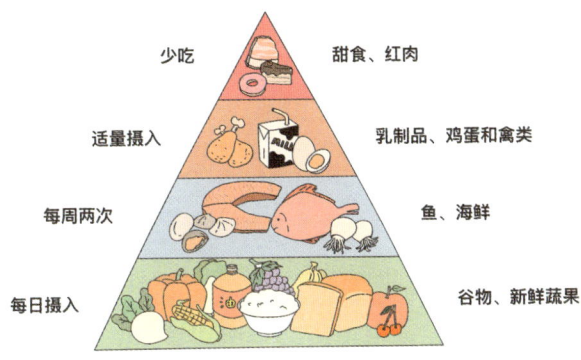

地中海饮食金字塔

- 少吃：甜食、红肉
- 适量摄入：乳制品、鸡蛋和禽类
- 每周两次：鱼、海鲜
- 每日摄入：谷物、新鲜蔬果

地中海饮食模式中对蛋白质类的食物有一定的建议：每周至少吃两次鱼和海鲜；适量摄入乳制品、鸡蛋和禽类；少吃红肉和甜食。

我们知道，几乎所有的食物都有能量，如果吃得不得法（如纯牛奶当水喝，鸡蛋一天吃很多个），累加的能量也很可观。地中海饮食对食物摄入量和频度加以限制，从长期来看，既兼顾了不同种类食物的营养价值，也有效避免了能量摄入超标。

地中海饮食模式并**没有对特定食物进行限制**，因此比较容易遵循，可以长期执行。倘若对这种饮食模式的烹饪方法和食物种类不太习惯（常有生食、生拌等做法），不妨试试我国江南地区的饮食（常被称为"江南饮食"），这种更适合"中国胃"的饮食模式一样可以帮助控制体重。

（田 芳）

30 DASH饮食可以减重吗

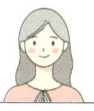

DASH饮食是由美国一项大型高血压防治计划发展出来的饮食模式。在这项计划中人们发现,如果能摄食足够的蔬菜、水果、低脂或脱脂奶,并尽量减少总脂肪和富含饱和脂肪酸的动物性油脂,可以有效地降低血压。

DASH饮食的生热营养素最初设计与我国居民的日常膳食并没有太大差异:碳水化合物供能比为45%～56%,脂肪供能比为25%～30%,蛋白质供能比为15%～20%。不过,DASH饮食在食材的选择上有讲究,多用全谷物、低脂奶、白肉、植物油,注意控盐减糖,由此成就了它的"降压特质"——低钠、高钾、高钙、低饱和脂肪。

我们知道,肥胖与高血压可谓"难兄难弟",那么在降低血压的同时,这种饮食是否也能减轻体重呢?在后续的多项以降压为主要目标的研究中发现,DASH饮食降压效果不错,但减轻体重的效果不那么明显。因此,整体而言,DASH饮食**对改善心血管健康的益处更大**,要减重需则需配合饮食能量限制及合适的有氧锻炼。

(田 芳)

Q31 素食减重靠谱吗

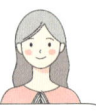

素食是一种不吃肉、家禽、海鲜等动物性食物的饮食方式，根据食物的允许类别可分为全素、蛋素、奶素、蛋奶素。

对减重者而言，植物性食物本身脂肪少，能量低，以植物为基础的膳食模式能达到减轻体重的目的，同时也有助于降低心血管疾病和2型糖尿病发生的风险。更为健康的素食是，秉持全谷物，新鲜蔬菜，适量水果、豆类和少量坚果为主的饮食。

然而，在烹饪素食时如果为了调节口感、丰富味觉，大量使用烹调油、盐、糖、辣椒，或是认为"水果健康"而不加限制的大量吃，素食也足以摄入很高的能量，并带来血压和血糖的波动。

在减重过程中，不合理地减少动物性食物乃至长期完全吃素食，不一定能带来更大的健康获益，反而**会有蛋白质摄入不足、缺铁性贫血、脱发、乏力等健康问题的风险**。如果是为了追求健康而吃素，建议适当保留家禽、鱼类、乳制品和蛋类。

（田 芳）

Q32 怎么执行"5+2"轻断食

A

轻断食模式也常被叫作间歇断食，通常是"5＋2"模式，也就是一周 7 天内，5 天正常进食，另外不连续的 2 天，每天只摄入 500～600 千卡，或减少到正常进食日能量的 1/4。

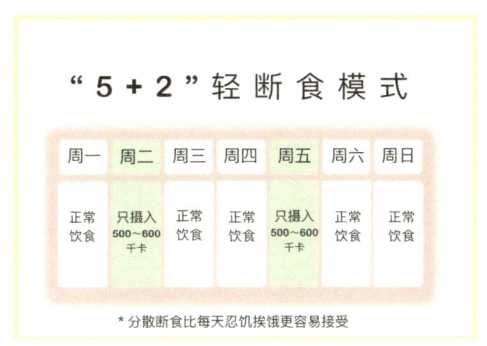

轻断食方式之所以能减重，还是因为在 1 星期 7 天内整体上减少了约 1.5 天的摄入量，一个月里减少将近 1 星期的摄入量。分散断食比每天"忍饥挨饿"容易接受，而且断食日非绝对禁食，相对比较安全，比严格遵循食谱更易坚持，能观察到较为明显的体重下降。

不少研究证据显示，执行"5＋2"轻断食的减重者在降低体重的同时，体脂率、腰围、收缩压、胰岛素抵抗、低密度脂蛋白胆固醇、甘油三酯等生理生化指标都有降低或改善。除了上述代谢改善的益处外，轻断食因为具有一定的节奏感，有助于纠正人们随意吃零食、晚上吃夜宵的不良生活方式。

如果想尝试"5+2"轻断食，建议选择你较为繁忙的日子作为断食日，给自己创造来不及吃饭但还能少量吃点东西的感受。要注意的是，在任何一天都需要足量饮水和规律作息。

（田　芳）

33 "16+8"减重法,你做对了吗

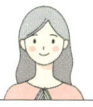

16+8=24。顾名思义,这种减重饮食方式是在一天的24小时里做文章。

16小时禁食(不禁水),8小时里可以吃东西,这样的饮食听起来也挺有节奏感,但减重效果究竟怎么样呢?具体该怎么执行呢?

有研究提示,"16+8"减重法的执行者虽然吃东西的时间缩短到8小时以内,但这8小时内摄入的食物总量可能并未减少[1]。我们最常见的晚睡晚起、不吃早饭,10点钟吃早午饭,6点钟吃完晚饭的人,可不就是"16+8"吗?在门诊遇到此类作息的就诊者,白天8小时内吃的食物可并不少,甚至还有很多炸鸡、奶茶等"能量炸弹",因此这种饮食模式可能会造成"吃的时间短=吃得少"的假象。

什么情况下比较适合采用"16+8"减重法呢?**有早睡早起习惯、并且清楚自己应该摄入多少热量**的人比较推荐这种模式。减重期间,不熬夜、保证睡眠充足和避免夜间进食对体重管理很重要。倘若熬夜不吃早饭,中午1点起来吃饭,晚上9点还在吃东西,这种进食方式很可能就是在增肥了!

(田 芳)

参考文献

[1] LOWE D A, WU N, ROHDIN-BIBBY L, et al. Effects of Time-Restricted Eating on Weight Loss and Other Metabolic Parameters in Women and Men With Overweight and Obesity: The TREAT Randomized Clinical Trial [J]. JAMA Intern Med, 2020, 180(11): 1491 – 1499.

34 为什么有些食物饱腹感很强

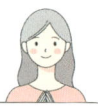

A

饥饿感和饱腹感都是我们感知到的一种状态，它们受一系列复杂的心理和生理信号调控，最终影响人的进食行为。饥饱的调控好比一套交通系统，它的正常运作有赖于交通指挥部（位于大脑的下丘脑弓状核部位），那里有两名得力"交警"，分别调控进食行为的"放行"（产生饥饿感，开始进食）和"限流"（产生饱腹感，停止进食），前者主要是 NPY/AgRP 神经元的工作，后者是 POMC/CART 神经元的任务。

进食时，人体会逐渐分泌出"饱腹激素"，主要有胆囊收缩素（CCK）、GLP‐1、瘦素等。这些激素直接或间接地告诉指挥部"消化道内食物丰富，系统满载"，于是负责"限流"的 POMC/CART 神经元开始执行任务，让我们感到饱，食欲减少，最终停止进食。当我们停止进食一段时间后，肠道残留物减少，人体内就会分泌出生长激素释放肽等"饥饿激素"，向指挥部发送"消化道食物减少，有剩余空间了"的信号，收到信号的 NPY/AgRP 神经元开始工作，让我们感到饥饿，食欲提升，开始进食。

食物的特性能影响我们的饱腹感。澳大利亚营养学家经过实验，提出了"饱腹指数（Satiety Index，SI）"这一概念，帮助人们方便地选择理想的高饱腹感食物。研究者设定白面包的饱腹指数为 100%，研究得到全麦面包的饱腹指数为 157%，煮土豆则高达 323%，好吃的羊角面包和蛋糕分别只有 47% 和 65%。你看，想达到相同饱腹感，要吃更多的羊角面包和蛋糕，而它们都是容易发胖的食物。

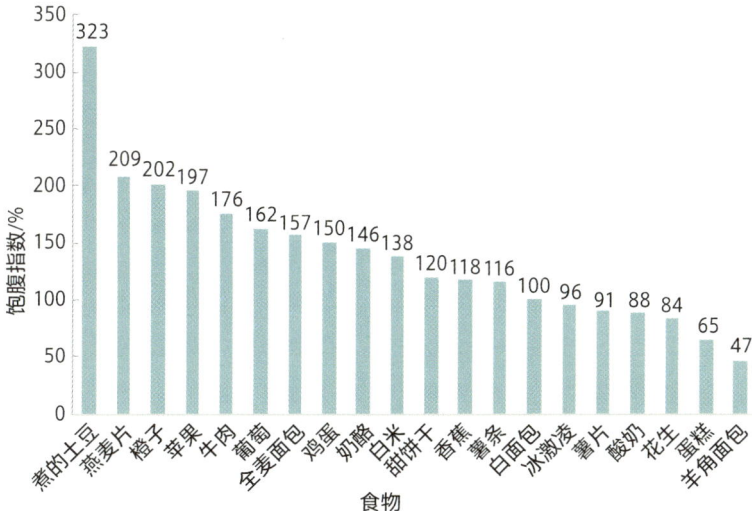

不同食物的饱腹指数

资料来源：Holt S H, Miller J C, Petocz P, et al. A satiety index of common foods [J]. Eur J Clin Nutr. 1995;49(9):675-690.

只要我们在进食，就离不开对饥饿感和饱腹感的控制，选择适当的饮食方式和食物组合，延长饱腹感、减轻饥饿感，可以帮助我们更持久地管理体重。

（陈　阳）

35 营养代餐怎么吃

 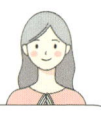

可不是随便什么食品都可以用来做代餐。

2020年1月1日发布实施的团体标准《代餐食品》(T/CNSS 002-2019)对代餐食品的营养要求是"满足成年人控制体重期间一餐或两餐的营养需要,不需搭配其他膳食食用,专门加工配制而成的一种控制能量食品"。对代餐来说,合适的能量(通常为200~400千卡)与营养全面缺一不可。

有些代餐食品属于"部分代餐",也就是能量和营养素不全面,通常需要与牛奶或奶制品、蔬菜、水果等其他食物搭配食用,以保证营养均衡,能量合适。

鉴于代餐食品的以上特点——营养有保障、方便又省事,哪些人适合食用代餐呢?怎样更合理地食用代餐呢?

对刚开始减重、希望获得体重下降的积极信号,或正在经历平台期、对饮食限制产生"倦怠"的人,更加推荐食用代餐。值得注意的是,虽然连续食用代餐可以获得明显的体重减轻,但从长期来看,**代餐脱离了用餐者本来的饮食基础**,用餐者无须了解日常食物的能量和营养价值就能实现体重减轻,但停用代餐后,若又回到以往的饮食模式中,容易体重回弹。

食用代餐的同时,应积极参与有关食物营养知识、烹饪方式、食材选购和生活方式改善的长期教育,多利用身边的医疗资源,促使"健康内核"发生改变,这才是长久之计。

(田 芳)

36 "水果减重法"可取吗

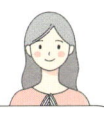

相信很多人都赞同"水果比蔬菜好吃"这个观点，同样是能量较低的植物性食物，只吃水果可比只吃蔬菜要容易和快乐得多。水果减重法真的可取吗？

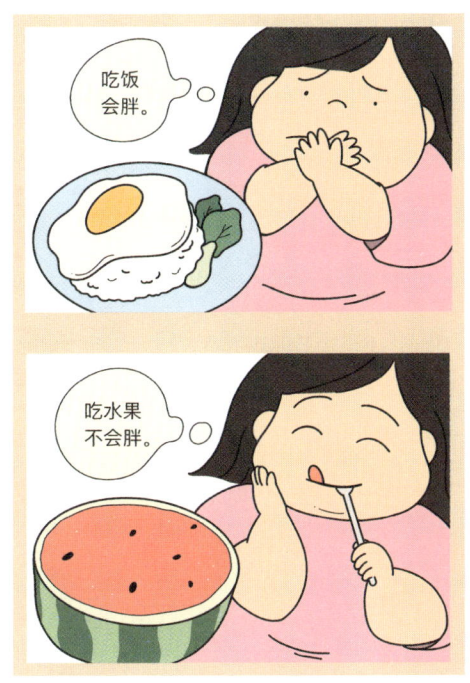

植物性食物，如蔬菜、水果、豆腐、薯类等能量普遍较低，在获得同样饱感时，吃进来的能量更低，因此<u>水果减重法本质还是能量控制</u>。此外，水果中膳食纤维不少，微量元素和植物化学物也比较丰富，这些对预防肥胖和减轻体重都有益处。

然而，水果能量也有高低之分，冬枣、鳄梨、菠萝蜜、榴莲、香蕉等都是能量偏高的水果，西瓜虽然能量不高，但实在太容易下肚，半个西瓜（约1.5~2千克）也有450~600千卡能量，用这样的水果减重就不可取了。

如果想在减重"长跑"中换一换饮食方案，可以尝试短期采用水果减重法，要注意水果的总量限制（200~350克/天），并用以替代高脂肪、高能量的食物。在餐前吃能量低、膳食纤维高、饱感强的水果，并减少正餐能量。注意搭配蛋类、低脂奶类和清淡烹调的白肉类，避免蛋白质摄入不足。从这个角度来说，"水果减重法"也是你手里一张不错的牌。

（田　芳）

Q37 减重期间是不是吃得越少越好

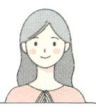

A

我们都知道，减重要有能量摄入小于能量消耗的"负能平衡"，那么是不是吃得越少，能量削减越大，减重效果越好呢？这还真的事与愿违。

吃得少，用节食来过度限制能量，以达到快速减重的目的，会大大减少必需的营养摄入（如蛋白质、矿物质、维生素等），造成**机体水分、肌肉丢失，损伤免疫功能**。

快速减重对内分泌系统和消化系统都是一种冲击和伤害。有研究表明，体重短期内快速下降，与胆石症、酮症和高尿酸的发生有关。吃得极少，蛋白质摄入不足和肌肉分解代谢增加，肌肉收缩受损，不仅增加了受伤的风险，还会因肌肉流失而付出基础代谢率下降的代价。

极度限制能量会增加抑郁、神经性厌食和暴食症等进食障碍的发病风险。我们在临床观察到很多减重者，在尝试逐步恢复饮食后出现体重反弹，既不敢完全回归从前的饮食模式，又面临当前饮食方案已"减无可减"的困境，处于这样的"死胡同"状态，心情极其糟糕。

想通过过度节食快速减轻体重的人，由此学到的"减重第一课"应当是：给自己时间，调整好心态。若急于求成，给自己"下猛药"，可能会"杀敌一千，自损八百"，劝大家绝不要尝试过度节食。

（田　芳）

38 为什么晚上总感觉很饿

 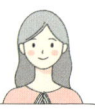

不知道你有没有过这样的经历，早上不感觉饿，但越到晚上越饿，非常想吃东西，而且很难满足？

人体有一套**昼夜节律系统**来调节饥饿感，这套系统使生理饥饿感在早晨处于低谷，晚上处于高峰。在这种节律的驱使下，食欲也会跟着波动，出现"早饭吃不下，晚上特想吃"的现象。这种昼夜节律内在受胃饥饿素和瘦素等影响，外在受进餐环境、个人生活方式、行为周期等影响。在食物短缺的年代，晚上多吃有利于整夜储备能量，但对于缺乏运动和食物丰富的现代人，那便是体重日积月累的增加。

熬夜会增加胃饥饿素水平、抑制瘦素分泌，使人饥饿感和食欲增加，晚睡又给夜宵提供了富裕的时间。针对轮班工人的研究发现，上夜班的人昼夜节律失调，在晚间食欲最高的时段要保持较长时间清醒，研究中对饥饿感尚未发现显著影响，但受访者对甜味、咸味和富含淀粉的食物的欲望有明显增加。

除了睡得晚之外，**睡眠不足也会导致代谢和内分泌改变**，如葡萄糖耐量、瘦素水平及胰岛素敏感性下降，皮质醇夜间浓度和胃饥饿素水平增加，这些改变都会增加饥饿感，提升食欲。

很多人在减重时，会不断在"吃"上下功夫，殊不知早点睡、睡饱些，对减重也非常有利。

（田　芳）

39 "一日三餐"变成两餐，这样减重可行吗

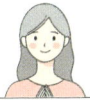

这种减重方法表现在进餐规律上，常常是不吃早餐、过午不食、不吃晚餐。

这样的饮食，首先要警惕的是：到底是"三餐减少到两餐"，还是"三餐并做两餐"。后者能量摄入不仅没有减少，而且由于单餐摄入能量和食量增加，给胃肠道带来了更大的负担。

从能量收支平衡的角度来看，三餐只吃两餐，能量摄入减少，是有减轻体重的效果。然而，**调控体重的并非只有能量**，还有感觉系统、认知系统、奖赏通路的参与，有些时候它们对体重管理所起的作用甚至大于能量的作用。

从营养与健康的关系来看，"一日三餐"是根据人们白天学习工作的社会节奏逐渐形成的。过午不食和不吃晚餐，到次日早餐这段时间，有16～18小时机体处于禁食状态，会导致一系列健康问题。比较常见的有肌肉分解消耗增加，参与能量调节稳态的瘦素、促进脂肪和蛋白质吸收并维持饱腹感的 CCK 释放紊乱，胰岛素敏感性异常，调控体重的感觉系统和认知系统异常……这些可能与暴饮暴食行为的增多，以及胃炎等胃部疾病的发生有关。

在临床工作中，我们确实遇到有常年不吃晚饭的人体重保持不错的个案。但是，对超重和肥胖的人群而言，体重增加本就与餐次紊乱、食物选择不恰当、睡眠作息不规律有关，**一天只吃两餐的减重方法很可能适得其反**。

（田　芳）

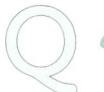 **40 神奇减重食物真有那么神奇吗**

 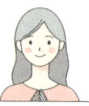

减重需要改变已成为惯性的生活方式,抵挡诱惑管住嘴,克服惰性迈开腿,这个过程真的挺难受,要不然怎么会有人打趣地说:"长胖跟玩儿似的,减重跟要命似的!"

既然难,人们就会倾向于一些"高性价比"方案,追求简单、快速减轻体重。例如,只吃黄瓜、魔芋、玉米等低能量食物,或在辣椒、咖啡上押注"减重筹码"。这些方法都有一个误区,那就是:只关注单一食物的片面效果。

辣椒富含辣椒碱,基础研究和动物实验都提示它具有抑制脂肪酸合成、促进能量消耗、抑制食欲等潜在减重功效,而吃辣时发汗、产热等体感,似乎很像是在"燃脂"。有荟萃分析结果显示,即便服用纯度较高的辣椒碱提取物,每天也仅能增加 58 千卡能量消耗,略显微不足道。同样,咖啡含有咖啡因、绿原酸,具有增加机体代谢率、加快能量消耗、促进脂质氧化分解的功效,但摄入 750 毫升咖啡所含的 300 毫克咖啡因,一天仅能增加 79 千卡能量消耗,对减重来说也是杯水车薪。

相信对食物和营养有所了解的人都知道,**单一食物无法支持健康饮食的全部**。这些食物本是健康饮食的一部分,与其他食物合理搭配才会锦上添花,切勿把所有"筹码"都押注在它们身上。

(田 芳)

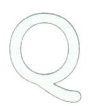

41 只喝液体就能瘦吗

 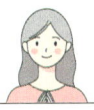

液体断食法并非《中国超重/肥胖医学营养指南》认可的减重法，不建议尝试。

这种减重方法强调的是，只摄入液体（通常是只能通过吸管的性状），断除固体食物，有些方案则更为极端——断除含能量的任何食物。

与不吃饭饿肚子相比，液体断食法一般有每天1500～2000毫升的液体摄入，能降低减重时脱水的风险。由于液体食物选择容易，执行方便，能量限制明确，而且"喝液体"更容易让人"感觉在瘦"，这可能是人们青睐它的主要原因。然而，液体断食法食物选择范围窄，势必**有营养摄入不全和不足的风险**，尤其是蛋白质、优质脂肪和膳食纤维。推崇液体断食的人以"能喝奶茶""能吃冰淇淋"来吸引人，哪知饥饿状态下喝奶茶，摄入的小分子糖很容易让血糖坐上"过山车"，给血管内皮功能带来不小的冲击，影响健康。

液体断食法让人在固体食物和液体之间来回切换，反复**打破营养素的稳定摄入**。倘若把人体代谢比作工厂，进食有如为工厂进货，一个"进货"不规律，时不时还"断货"的代谢工厂，是无法欣欣向荣的。

（田　芳）

42 碳水化合物是肥胖之源吗

 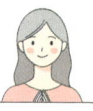

碳水化合物不是肥胖之源，摄入能量过多、不合理的营养结构、体力消耗过少、生活方式不健康才是肥胖的沃土。

富含碳水化合物的食物确实好吃，油条煎饼、香甜蛋糕、浇头面、辣米线、风味凉皮……哪一样不让人垂涎欲滴？其实，这些食物中的**碳水化合物本身并不是肥胖的元凶**，长期大量吃，甚至集中在晚上吃，以及伴随这些食物摄入的油脂、钠盐、添加糖，对体重的影响才是最直接的。少吃上述食物，保持三餐健康均衡，本就能控制体重。

通过降低碳水化合物摄入来降低体重，背后也离不开能量限制和减少脂肪摄入的功劳。此外，人们常会过度引申"少吃添加糖和富含精制淀粉的食物"这一健康建议，从减少吃蛋糕、曲奇饼干、花式面包等，发展到完全不吃主食（米面等粮谷类食物）。目前流行的低碳饮食减重因为减重初期效果明显很受追捧，但长期不健康的低碳饮食，容易带来脱发、便秘、低血糖、酮症酸中毒、记忆力减退、焦虑、易怒等负面影响，比起限能量平衡膳食，它的减重效果并没有更好，而限能量平衡膳食可以长期、安全地使用。

把碳水化合物看作肥胖之源，与只看重个别食物的减重功效，都是抛开整体谈局部。我们不是在减重的路上，就是在保持健康体重的路上，认识食物，与食物和谐共处，才是体重管理的长久之计。

（田 芳）

43 什么是"优质碳水"

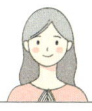

在减重门诊常遇到有人来问"优质碳水"是什么？其实"碳水"本无优劣之分，我们认为不那么好的碳水化合物——含糖饮料，在低血糖时还能救命呢！不过，对减重来说，确实有些碳水化合物对体重管理更有益。这些碳水化合物主要存在于哪里呢？

▶ 全谷物：全麦仁、全粒玉米、燕麦片、大黄米、黑麦粒、荞麦粒、糙米、裸燕麦米等。

▶ 新鲜薯类：马铃薯、红薯（又称甘薯）、木薯、芋头（又称芋艿）、山药等。

▶ 富含淀粉的蔬菜：莲藕、南瓜（冬南瓜、奶油南瓜、贝贝南瓜）、荸荠等。

▶ 富含淀粉的豆类：红豆、绿豆、芸豆、鹰嘴豆、干豌豆等。

这些食物在提供碳水化合物的同时，**还能提供膳食纤维、矿物质、维生素和植物化学物**，不仅营养素密度比精米白面高，也因为含水多和膳食纤维丰富的缘故，能量更低，饱腹感更强，消化也较慢。

这些食物除了做成传统的杂粮粥、杂粮饭外，全谷面包、全谷物麦圈、全谷物饼干、不含糖的全谷物冲泡食品、荞麦面条、多谷物复配粉面条（以小麦粉为主，复配荞麦粉、黄豆粉、小米粉等，采用挤压工艺制备而成）等，都值得尝试。然而，食物本身是一方面，烹调方式也在很大程度上决定了食物的能量，若用煎炸、添加黄油和糖的做法，如油炸薯片、含糖麦片、全麦黄油曲奇饼干，那即便是"优质碳水"，也失去了控能优势。

（田　芳）

44 减重期间蛋白质怎么吃

蛋白质有重要的生理功能，这些功能贯穿整个生命过程，从组成人体细胞、组织、器官结构，到构成生理功能的生物活性物质、构成免疫功能的物质基础、维持机体酸碱平衡和胶体渗透压等内环境稳定。

正常膳食蛋白质提供能量的比例推荐为 15%～20%，18 岁以上成人每天的膳食蛋白质的推荐摄入量是男性 65 克，女性 55 克。减重期间因为膳食能量下调，食物摄入限制，营养缺乏的风险会增加，蛋白质的重要性就更显突出。

减重期间，除了蛋白质摄入量要达标之外，还要**尽量选择蛋白质消化率和利用率高、脂肪含量低的食物**，如全鸡蛋、全牛奶、牛肉、

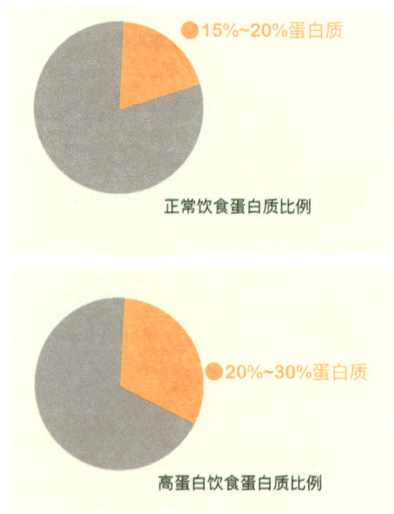

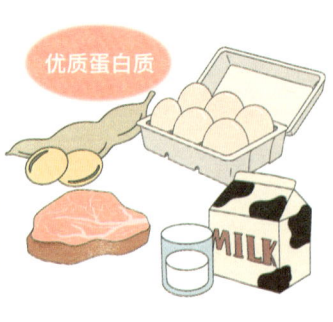

鱼、虾仁、去皮瘦禽肉等。

减重期间常用到的高蛋白膳食处方，蛋白质供能比建议为20%~30%，这意味着需要吃大量的肉类或鱼虾，要是食物选择跑偏了，引入的脂肪也很可观，饮食成本也比较高。在这种情况下，把部分蛋白质改为蛋白粉，能使蛋白质摄入量达标，避免引入脂肪，减少了大量吃肉造成的消化不良。

总之，减重期间应选择足量的优质蛋白质，分配到三餐吃，必要时使用蛋白粉补充剂。

（田　芳）

45 减重期间应该少吃肉还是多吃肉

 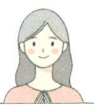

多吃肉还是少吃肉,要看吃什么肉,以及减重的膳食方案是什么。

减重时通常说的"少吃肉",主要是脂肪含量高的肥肉、猪肘、五花肉等,以及烟熏和深加工的肉制品,如腊肉、咸肉、香肠、肉罐头等。无论减重与否,这类肉都建议少吃。

用于减重的限制能量平衡膳食,肉的摄入量每天为2～4份,每份为40～50克,略低于非减重人群的膳食推荐量;而高蛋白膳食则需要较多肉类,这种情况下才要"多吃肉",吃脂肪低的肉。

哪些是脂肪含量低、蛋白质含量高的肉呢?主要有猪瘦肉(里脊、臀尖等部位)、牛瘦肉、鸡胸肉等,也包括鱼和虾的肌肉组织。其实,**有些动物内脏也是蛋白质含量高、脂肪含量低的**,只不过它们的胆固醇含量也高,倘若注意控制膳食中其他来源的胆固醇,如减少蛋黄和肥肉的摄入,那么偶尔吃些动物内脏也是不错的,因为一些动物内脏的含铁量很丰富。

每100克食物中部分营养素、食量表

	猪肝	猪心	牛心	牛肚	牛肝	鸡肝	鸡胗
蛋白质(克)	19.3	16.6	15.4	14.5	19.8	16.6	17.9
脂肪(克)	3.5	5.3	3.5	1.6	3.9	4.8	1.3
胆固醇(毫克)	180	151	115	104	297	356	153
铁(毫克)	23.2	4.3	5.9	1.8	6.6	12.0	4.3

资料来源:中国食物成分表(第6版)。

(田 芳)

Q46 减重期间是不是不能碰油

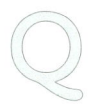

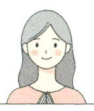

减重人士餐桌上常常出现的"水煮菜"就是"不敢碰油"的典型表现。油脂能量高,但完全不碰,既没必要,也很难做到。

长期吃水煮菜令大部分人失去了进餐的愉悦感,甚至一想到减重就开始抵触蔬菜,这便是矫枉过正了,毕竟油脂的作用之一就是赋予食物风味和口感。除了水煮以外,蒸菜、焯拌、炖菜、健康烘烤等都可以实现少用油、口味多变的目的。实在控制不好烹调油量,在吃之前涮去浮油,也能既减油又兼顾口感。

脂肪有它的健康益处,**过量脂肪、对健康有害的饱和脂肪酸及反式脂肪酸才需要控制**。脂肪提供必不可少的脂肪酸,参与人体血压调节、调控机体炎症反应、保护胃肠黏膜、调节呼吸道阻力等生理功能。膳食脂肪辅助脂溶性营养素吸收(番茄红素、玉米黄素、脂溶性维生素等),而人体脂肪组织能减少身体能量散失、缓冲震动、保护内脏。

健康限脂,不走极端,体重控制方能长久。

(田 芳)

47 有什么适合减重期间吃的小零食

 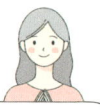

减重期间难免遇到"嘴巴寂寞"的时候,那是不是可以吃些小零食呢?吃什么比较健康呢?

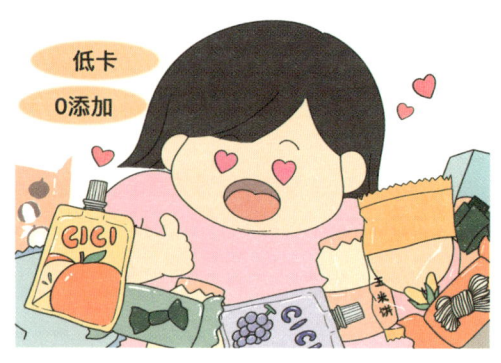

零食是三餐外的补充,选择合适的零食,适量吃有益无害。有些零食,如淡味牛肉干、小奶酪、无糖酸奶(或代糖调味)、坚果、枣夹核桃、无添加的冻干水果或果脯(如杏脯)、黑巧克力等,尽管也有能量,但在吃的同时也能摄入蛋白质、钙、不饱和脂肪酸、膳食纤维、抗氧化的植物化学物等。此类零食既可打发难捱的空腹,还有额外的健康益处。

同时,对"想吃零食"的原因也要有所觉察。并非所有"想吃"的时刻,都需要用食物来解决。有时我们想吃东西并不是真的饿,而可能是因为疲劳、口渴、压力,或者把零食当成放松愉悦(如追剧)时的"氛围组",这些都会化作"想吃"的欲望在心里蠢蠢欲动。如果这时能暂停下来感受一番,**察觉"想吃零食"背后真正的需求**,累了就稍作休息,渴了就足量饮水,压力太大就另寻减压措施,这样就可以有效抑制"想吃零食"的冲动。

(田 芳)

48 减重期间怎样与高能量食物"和平相处"

A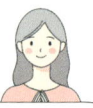

首先是不要与高能量食物敌对，饮食行为不仅承载着饱腹和提供营养素的功能，也具有社交属性。甜饮料所含的葡萄糖在低血糖时能够救命；炸薯片滋味丰富，野餐露营总是深受欢迎；朋友小聚，烤肉、火锅最容易产生气氛……

能量高（糖、油脂肯定也高）、滋味足（盐、糖必定不少）的食物很容易让人吃了还想吃，体重也很容易就上去了。不妨试试**把它们与日常的一些低频率事件"绑定"在一起**。例如，如果你平均每月去一次电影院，那么就规定只在电影院看电影时吃薯片。又如，只在每个月最后一天吃火锅。设定得越具体，界限清楚，越能减少"要不要吃、能不能吃、吃多少"这样的内耗。

吃某些食物的场所也很重要。有些人在工作场所并不爱好零食，但回到家总能在某个抽屉里翻出好吃的，这其实是一种与场所高度相关的行为习惯。这种情况不妨试试打破这种习惯，用新的习惯来替代旧习惯，或把好吃的换成不那么好吃的、即使犯馋时也非自己首选的零食。

完全不碰高能量食物很难，但寻找一种与它们较为健康的相处方式相对容易。

（田 芳）

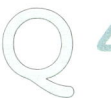 **49 减重期间该怎么安排三餐时间**

 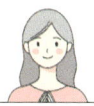

按时进餐往往比吃什么更重要,进餐节律稳定,食物选择才会有条不紊。因此,安排三餐时间需要提前做计划。

如果晚上 11 点休息的话,倒推 4 小时左右,晚上 7 点左右就要进晚餐了;而对白天工作的人来说,午餐时间尽管不统一,但一般也会在 11~14 点这个时间段,毕竟它是一天当中承上启下的重要一餐。

很多人晚睡晚起,早餐与午餐合并,一天仅吃两餐,但体重仍逐步攀升。为什么明明只吃两餐,不见瘦反倒胖呢?其实,早餐对减重者非常重要,不吃早餐是肥胖的风险之一,**营养密度高的早餐对一天的食欲和血糖稳定都有积极的影响。**

丰富的早餐并不一定要大操大办。可以预先在家中准备优质的面包(不含糖,多全谷),预包装的奶类或豆浆,吃起来方便的水果或坚果。蛋类则可以在便利店购买,实在没有时间,准备一些预包装的蛋类也无妨。它们虽不像新鲜鸡蛋一样无添加,但在保证进餐稳定性和营养结构上功不可没。

减重者请一定要规律进餐,建立了稳定的三餐节律,吃什么才更加游刃有余。

(田 芳)

50 减重期间有什么进餐小窍门吗

A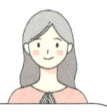

吃得慢一些很重要。研究发现，快速进餐会导致机体在感受到饱腹感信号之前摄入过多能量，**吃慢点不仅增强进餐后的饱腹感，更有助于减少能量摄入**。立陶宛健康科学大学莉娜·拉泽维切内等研究发现，吃饭快的人比吃饭慢的人患 2 型糖尿病的风险高出 2 倍以上[1]。

对"急性子"来说，吃慢点真的挺难，这时候就要"使点手段"了！例如，把右手拿筷子变成左手拿叉子，在餐桌上放置小钟表，或者数咀嚼的次数来拖慢进餐速度，这些都是成本低、收益佳的调整方法。

吃饭顺序对控制体重也有影响。近几年研究发现，在碳水化合物（如米饭）前先吃蔬菜、蛋白质或脂肪（如肉、鱼、奶酪、坚果等），

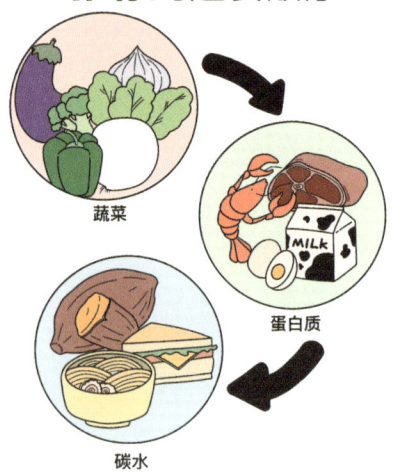

能诱导GLP-1和葡萄糖依赖性促胰岛素多肽（GIP）的分泌，尤其是**以"蔬菜—肉类—米饭"的秩序进餐**，不仅有利于控制血糖，对增加饱腹感也很有效。

此外，有必要避免进餐时说话，这样不仅会吃得过快，也记不住吃了什么。进餐时忍不住对着电脑工作的人，不妨从电脑前起身，换一个地方进餐。

其实，减重的过程就是调整生活方式的过程。

（田　芳）

参考文献

[1] RADZEVICIENE L, OSTRAUSKAS R. Fast eating and the risk of type 2 diabetes mellitus: a case-control study. Clin Nutr. 2013 Apr;32(2):232-5.

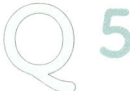

Q51 体重下来后的维持阶段,饮食有什么要注意的吗

 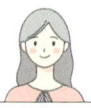

减重方法多种多样,无论是借助医疗机构、减重营的帮助,还是自行设计减重方案,很多人都能获得明显的体重和体脂率下降。但是,减下来还不够,持续保持健康体重才是目标。

在减重期间,花足够的时间来调整生活方式极为重要。这意味着调整进餐规律,培养细嚼慢咽的习惯,逐步接受低糖少油的食物,削减吃零食的频率,习惯吃健康零食,科学应对平台期,处理饮食相关的压力或负面情绪,预见可能会出现体重波动的时期,如升学、出国、换工作、结婚生子等。

正处于减重期间的你,不妨将眼光放至长远,上述有助于保持健康体重的要素,正是眼下减重期间要慢慢培养的。此外,拥有稳定的生活状态,在不稳定的生活中**寻求稳定的"健康饮食内核"**,也是减少波动预防反弹的秘诀。

合理利用你身边的医疗资源至关重要。体重管理治疗(weight management treatments,WMT)包括营养咨询、低能量代餐、减重药物、减重手术。2023 年发表于《美国医学会杂志》的一项大型的 10 180 人回顾性队列研究显示:如果不接触体重管理治疗,1 年内体重减轻 5% 以上的概率为 15.6%;而合理使用体重管理治疗的人,体重减轻 5% 以上的概率均增加,分别为营养咨询 23.1%、低能量代餐 54.6%、减重药物 27.8%、减重手术 93.0%[1]。这样看来,定期寻求医学减重团队的支持,更有助于保持健康体重。

(田 芳)

参考文献

[1] HENDERSON J, EHLERS A P, LEE J M, et al. Weight Loss Treatment and Longitudinal Weight Change Among Primary Care Patients With Obesity [J]. JAMA Netw Open, 2024, 7(2): e2356183.

52 减重期间需要额外补充营养素吗

 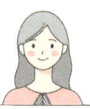

肥胖与某些微量元素的代谢异常有关，如钙、铁、锌、维生素D、叶酸等。有分析研究显示，肥胖人群患维生素D缺乏症的风险比正常人群高35%。此外，减重离不开限制能量，这意味着营养素摄入比平时少，因而减重期间需要适当补充营养素。通常建议选择**复合微量元素补充剂**，必要时强化维生素D、钙等营养素。

这里要提到临床工作中遇到的另一种极端，那就是忽略饮食和运动，而把体重减轻寄希望于某种补充剂或保健食品，这些产品效果有限（除非它含有药物成分），还可能增加你的负面减重情绪——当减重没那么明显时会感到沮丧。

大道至简。减重路上应做到不迷信、不盲信，尊重科学规律，合理使用补充剂。

（田 芳）

53 减重期便秘了怎么办

 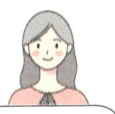

减重期间便秘很常见,不仅是因为饮食改变导致菌群变化,也与饮食结构调整相关,如膳食纤维减少、高蛋白食物增加等。

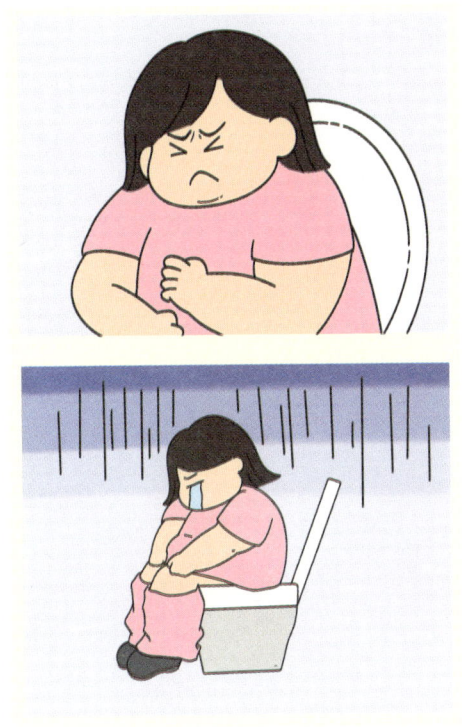

改善便秘应**保证足量的膳食纤维摄入**,包括全谷物、蔬菜、水果和豆类。猕猴桃、梨、苹果、杏子、李子干、无花果等是最常推荐的用于辅助改善便秘的水果。当日常饮食中纤维摄入不够时,可以适当增加补充剂，拌入谷物、酸奶、果汁或汤中食用。要注意补充膳食纤维要缓慢渐进，避免腹胀和肠道痉挛等不适。

除饮食外，规律吃早餐也很重要。摄入食物能够触发胃-结肠反射，促进结肠蠕动。

另外，不要忽视便意。快节奏的生活往往让人们明明想上厕所，却一拖再拖。要知道便意往往只有几分钟，**频繁忽视便意会导致对排便刺激的感知逐渐迟钝**，敏感度下降。

减重期间饮食调整，整个胃肠道也在随之适应，提早预防便秘，减重路上更轻松。

（田 芳）

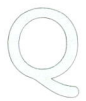 **54 如何选择外卖**

A

快节奏的生活方式下,不叫外卖真的挺难,那不如"筷子里拔旗杆",选择对体重影响不那么大的吧。

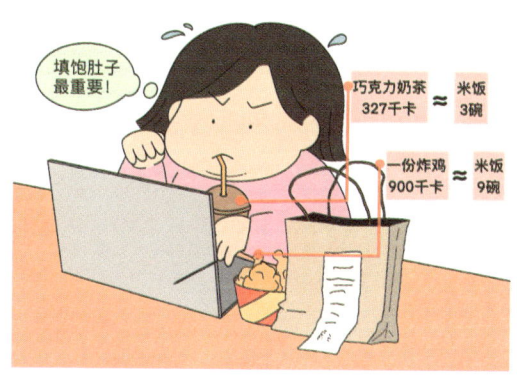

麻辣烫等涮捞类的快餐,通常很少炒制或煎炸(煎炸的配料如酥肉、炸丸子等除外),经过简单的处理,就可以把麻辣烫变成减重食物。配菜建议多选新鲜蔬菜、菌菇类、藻类和无油的豆制品,肉类则尽量选择加工度低的瘦肉,如里脊肉、牛肉片,不选肉糜制品或加工肉制品(如丸子、午餐肉、火腿肠等),土豆片、红薯、藕片虽是碳水化合物但可以放心选用。麻辣烫到手,先把汤底倒掉,换成白开水,可以保留清淡的口味,更大大降低了油脂、钠盐和其他添加剂含量。麻辣烫食材丰富,混合食物造成的饱腹感和食欲的满足感都很强。

除了麻辣烫外,素馅、三鲜馅的饺子或馄饨也是不错的选择,它们的特点是很少用到烹调油。比起一大碗浇头面,馄饨或饺子更容易量化。注意尽量不选择纯肉馅儿的，避免肥瘦肉馅带来的高能量。

就外卖而言，寿司、三明治、汉堡也是一个备选方案，它们的共同特点是**分量相对固定，配料有限**，极少煎炒炸，能量相对较低且稳定。寿司清淡少油（酱料少则更好），搭配一份酸奶或水果，能量不高。三明治可以选择全麦的，避免加工类肉制品，选择鸡胸肉、金枪鱼或者蛋类作为馅料比较好。汉堡尽量选择简单款，不配小食和饮料。

外卖难免，寻求可行的方法可以在减重路上多一重安心。

（田　芳）

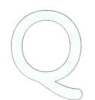 55 减重期间需要记录饮食吗

 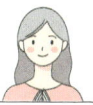

俗话说,好记性不如烂笔头,这句话用在体重管理上也很有效。在门诊做膳食回顾调查时发现,很多就诊者自觉没有吃什么高能量食物,也没有吃很多,当一点点回顾食物的品种、量、调料、搭配的饮料等信息后,食物清单令人大跌眼镜,营养软件分析出来的能量也让人惊叹:原来吃的根本不少啊!

减重期间记录饮食,**不仅能对实际摄入做到心中有数**,更能观察出一些不利于减重的问题,例如,食物种类缺乏稳定性(今天蔬菜吃了很多,明天又几乎没有)等。饮食结构不稳定,能量摄入的波动往往会很大。

记录饮食的过程也是了解食物的过程。常用的饮食记录 App 多有营养分析功能,**能方便地看到营养素的食物来源**,了解它们在健康饮食中的地位。例如,一位记录者看到自己的碳水化合物来源第一名的食物是"橙汁",即便他的碳水化合物摄入量和供能比例达标,但来源肯定不健康。

减重期间阶段性记录饮食能在潜移默化中帮助你向健康饮食靠拢,好处超过预期。

(田 芳)

56 平时太忙,做饭不方便该怎么办

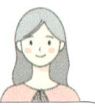

A

在我们减重门诊的患者中,来不及做饭的上班族可太多了,但是减重仍要进行,怎么办呢?

从食物搭配的角度来看,**减重期间最值得花功夫亲自做的是蔬菜**。蔬菜的能量低、饱腹感强,通常做熟后更容易吃够推荐量,但叫外卖往往太油,成本也很高。相对而言,蛋白质类食物(如瘦肉、禽类、鱼虾、蛋等),做熟后如果储存得当,可以吃较长时间,当然现在也有不少质量不错的半成品或预制菜可供选择。主食方面,如果无法每天做米饭,那么馒头、全麦面包、低脂无糖的饼干等都可以作为主食。这样看来,主食和蛋白质类食物预先制备、合理存放,把精力用来准备足量符合低脂要求的蔬菜,可以大大降低备餐压力。其他种类的食物如奶类、蛋类、水果等,准备起来都很省力。

晚上准备晚餐时,把第二天的午饭准备好(注意规范冷藏),可以降低第二天午餐点外卖的概率。有些人可以早起准备食物,只要营养搭配得当,时常更换品种,午餐和晚餐吃得一样未尝不可。

上班辛苦,减重不易,若有心改变,总能找到合适的方法。

(田 芳)

57 减重期间掉头发可以通过饮食改善吗

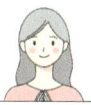

减重期间由于饮食限制，营养素摄入减少、水分丢失等原因，会影响头皮和头发健康。当头皮缺乏足够营养，维持头发正常生长的能力就会下降。

与头发健康有关的营养素主要有蛋白质、铁、锌、铜、维生素E等，富含这些营养素的食物主要有瘦肉、低脂奶、禽蛋水产、动物肝脏、坚果（杏仁、核桃、榛子等）、牛油果等。减重期间应尽量不采取极端饮食，如纯吃素饮食、只吃水果、只喝粥等。**避免减重期间饮食结构失衡**，一般可有效地避免脱发，必要时也可以**补充铁、维生素E等营养素**。

减重期间掉头发严重，其实是一个营养不良的信号，提醒你身体吃不消了，蛋白质缺乏了，赶紧把减重的脚步放慢一点吧！

（田　芳）

Q58 为什么我吃得很少，但体重还是不下降

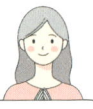

减重期间限制能量是最基本的策略，但限能量饮食可能会导致静息代谢率（resting metabolic rate，RMR）降低，这是最闹心的后果。

在正常人群中，静息代谢率通常占人体每天总能耗的 60%～70%，倘若静息代谢率下降，每天能耗也会相应下调，也就是说**人体将自己调整到"低功耗模式"**，热量缺口也相应减少甚至是没有了，体重自然不会下降。因此，吃得过少、能量限制太极端，也会导致减重效果难以持续。由于极低热量饮食难以坚持，当恢复到可长期维持的能量摄入时，身体还处在"低功耗模式"下，"多余"的能量会转变为体脂储备起来，体重和体脂率就会逐渐回升，持续一段时间后就会重新回到体重稳定的状态。如果意志力和执行力足够强大，长期执行低能量饮食，体重最终还是会下降，但健康也往往也会受到很大影响。

此外，很多人说"吃得少"，只是比平时不加限制时吃得要少，或把外食的频率减少，这样的调整可能会让你的体重不再增加，但未必有减重所需的能量缺口，体重也不会下降。

从吃得多到吃得少，给自己安排几个"中间档"，稳住心态，循序渐进。

（田　芳）

Q59 照着现成的食谱吃有问题吗

A

食谱通常非常详细,有食材和分量,兼顾能量和饮食习惯,有清晰的蛋白质、碳水化合物和脂肪比例,是最放心的饮食计划。如果可以照着食谱来执行,并在执行的过程中着意体会食谱的设计初衷,培养对这些食物的爱好,提高对食物的接受度,**将自己的饮食习惯与食谱充分融合**,这会是最有效的方案。

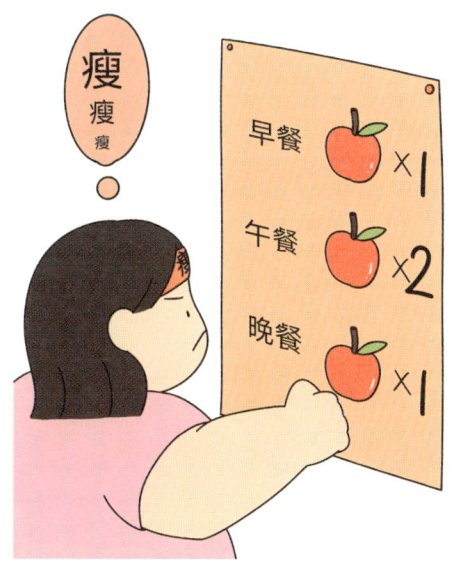

但是,饮食是一件极具个体化的事,有很多从网络上找来的食谱,设计比较极端,如食材单一(尽管这样能量很好控制)、生热营养素比例比较极端(优质蛋白质摄入量极低,或者碳水化合物总量极低)。这种食谱虽然执行简便,但与日常饮食严重脱节,即使遵循食

谱减轻体重后，当回到自己日常的饮食环境和习惯时，体重便会随之波动。

健康食谱的本质是膳食结构在餐桌上的具体表达，它一定是基于个人的生活环境和生活节律的，而且离不开尝试者的主动调整。

（田　芳）

第三章

减重路上运动的讲究

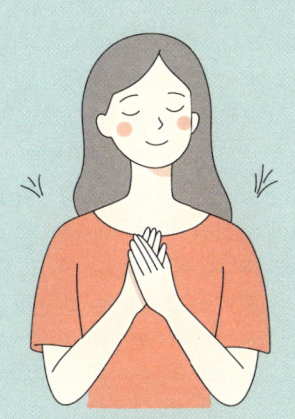

# 60 为什么运动能帮助你保持健康体重

 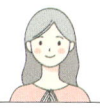

2024年春节，贾玲导演的电影《热辣滚烫》掀起了一股运动减重的风潮。影片以幽默诙谐的方式展现了主人公通过坚持运动，实现从"沙发土豆①"到"运动达人"的华丽转变，不仅成功减重，还收获了健康和自信。为什么运动能够帮助你减重或者保持健康体重呢？除了减重以外，积极的运动锻炼还能为你的身体带来哪些益处呢？

首先，运动是消耗热量、实现能量赤字的直接途径。简单来说，当你通过运动消耗的能量超过了通过食物摄入的能量时，体重就会下降。无论慢跑、游泳、跳操等有氧运动，还是举重等力量训练，都能有效提高你的能量消耗，帮助减轻体重。减重领域有一句话是"有些人，躺着都在减重"，这句话到底有没有道理呢？其实是有一定道理的。其背后的逻辑是，通过平时的运动，身体成分得到改善，肌肉含

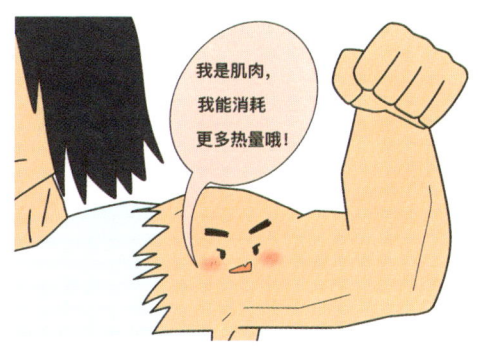

---

① 指整天躺在沙发上看电视、无所事事的人。

量增加，而肌肉是人体最大的耗能器官，**大肌肉量会提升日常的基础代谢率**（休息状态下的能量消耗）。这意味着，即便在不运动的时候，你的身体也能消耗更多的热量。

其次，运动能够提高睡眠质量。诸多研究显示，良好的睡眠与体重控制之间存在着密切联系。睡眠质量可影响调节食欲的激素平衡，特别是胃饥饿素和瘦素的平衡。睡眠不足会增加胃饥饿素的水平，减少瘦素的水平，导致食欲增加，进食量加大，最终可能导致体重增加[1]。这也正是你在熬夜工作以后，想来一份夜宵的原因之一。睡眠还影响决策能力。缺乏睡眠会影响大脑的前额叶区域的功能，这是控制决策的关键脑区。人们在睡眠不足的情况下，会对食物的选择失控，更倾向于选择高热量、高糖分的食物，而不是健康的食物。良好的睡眠还可促进身体的恢复和修复。在深度睡眠时，身体进入修复的过程，如修复对维持基础代谢最为重要的肌肉组织[2]。

此外，运动对心理健康的积极影响也会帮助体重控制。**运动时，大脑会释放出内啡肽等"快乐激素"**，这些化学物质能够缓解压力、焦虑和抑郁情绪，心理状态的提升在一定程度上可减少情绪性进食和无意识的暴饮暴食，使人们在饮食管理上有更好的自我控制[3]。

（孙　扬、李云霞）

参考文献

[1] BECCUTI G, PANNAIN S. Sleep and obesity [J]. Curr Opin Clin Nutr Metab Care, 2011, 14(4): 402-412.

[2] BELLICHA A, VAN BAAK M A, BATTISTA F, et al. Effect of exercise training on weight loss, body composition changes, and weight maintenance in adults with overweight or obesity: An overview of 12 systematic reviews and 149 studies [J]. Obes Rev, 2021, 22(S4): e13256.

[3] MAHINDRU A, PATIL P, AGRAWAL V. Role of Physical Activity on Mental Health and Well-Being: A Review [J]. Cureus, 2023, 15(1): e33475.

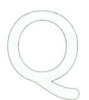 **61 肥胖人群如何科学运动**

 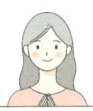

科学研究表明，通过合理的运动计划和生活方式改变，肥胖人群可以有效控制体重，改善健康状况[1]。适当的运动能够降低患慢性疾病的风险，增强心肺功能，提高代谢水平，并改善心理状态，从而提升整体健康水平。

要想有效地运动，首先需要遵循一些科学的指导原则，建议寻求运动医学科医生或运动康复师的帮助。特别是对肥胖人群而言，应该根据个体情况制订合适的运动计划。

选择适合自己的运动方式和强度是至关重要的，这样可以避免运动过度或不足导致的问题。有氧运动是一种非常有效的方式，如快走、慢跑、游泳等，可以有效燃烧脂肪，增强心肺功能。建议每周至少进行3~5次有氧运动，每次30分钟到1小时。同时，力量训练也是必不可少的，如哑铃、杠铃等器械训练，可以增强肌肉力量，提高代谢水平。建议每周进行2~3次力量训练，主肌群2~4组，每组8~12个。综合性运动如瑜伽、普拉提等，以及休闲活动如打太极拳、跳舞等，也是很好的选择，能够增加运动的趣味性和多样性，每周可以进行2~3次综合性运动，每次30~60分钟[2]。

对于体重较重者，推荐卧位运动，在达到锻炼目的的同时可以减少对关节的冲击力。 有氧运动方式推荐仰卧位上肢摆臂锻炼、下肢交替踏步锻炼、下肢自行车运动等；力量训练方式推荐卷腹训练、仰卧位哑铃屈伸肘、仰卧位直抬腿、双腿臀桥等。

通过科学的运动计划和适当的生活方式改变，肥胖人群可以改善健康状况，提高生活质量。我们强调科学运动的重要性，并鼓励大家坚持不懈地进行运动，为自己的健康努力。此外，渐进式增加运动量、合理安排运动时间和频率，以及注意饮食和休息也是非常关键的。

（常　琳、李云霞）

参考文献

[1] CAVA E, YEAT N C, MITTENDORFER B. Preserving Healthy Muscle during Weight Loss [J]. Adv Nutr, 2017, 8(3): 511 – 519.

[2] American College of Sports Medicine. ACSM's Guidelines for Exercise Testing and Prescription [M]. Philadelphia: Lippincott Williams & Wilkins, 2013.

62 需要天天运动吗

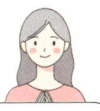

许多人在追求健康生活的过程中会问到这样一个问题：是否需要每天都进行体育锻炼？科学研究表明，定期锻炼对保持身体健康和预防各种慢性病至关重要，但这并不意味着必须每天都进行高强度锻炼[1]。

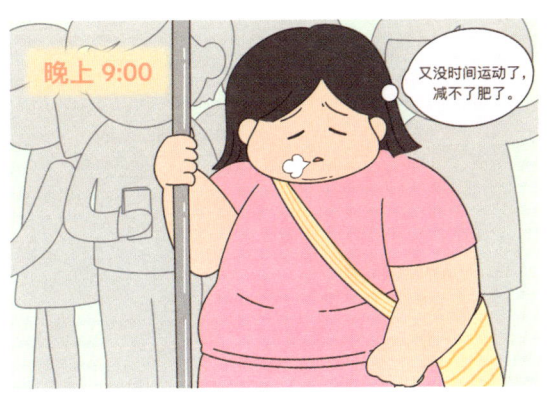

首先，世界卫生组织建议成年人每周进行至少 150 分钟的中等强度有氧活动，或者 75 分钟的高强度有氧活动，以及两天的肌肉强化活动。这个建议揭示了锻炼的灵活性：你可以根据个人的时间安排和体能状态来分配这些锻炼时长。

其次，每天进行适度的运动有利于促进心血管健康、改善情绪和精神状态、提高代谢率和增强肌肉及骨骼的强度。每天坚持一定的活动量，如快走、慢跑或其他轻度体育活动，可以帮助你保持运动习惯，减少因长时间坐着不动带来的健康风险。

然而，休息也是必要的。高强度的训练后，肌肉需要恢复的时间。没有充分的恢复，连续的高强度锻炼可能导致过度训练，这会降低运动表现并增加受伤风险。**适当的休息日可以帮助身体修复和强化**，为更好的运动表现做准备。

综上所述，虽然每天适量的运动是有益的，但不是必需的。关键是要找到一个符合个人健康情况和生活节奏的运动计划。适量的运动配合适当的休息才能使健康效益最大化。

（张　钊）

参考文献

[1] KATZMARZYK P T, JAKICIC J M. Physical Activity for Health — Every Minute Counts[J]. JAMA, 2023, 330(3):213-214.

Q63 为什么运动完要拉伸

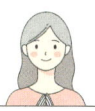

A

运动后进行拉伸是一种常见的健身习惯，它作为一种恢复方式已经存在了几十年，甚至几个世纪。拉伸的目的主要有两个，一是减轻肌肉酸痛，二是通过缓解肌肉僵硬来恢复关节的正常活动范围。值得注意的是，除了运动后拉伸外，还有热疗和冷疗、振动、按摩和泡沫轴滚动等，都被证明可以减轻肌肉酸痛、增强关节活动范围，从而促进恢复。

运动后进行拉伸有助于减轻肌肉疲劳和僵硬。在剧烈的运动过程中，肌肉会产生乳酸和其他代谢废物，这些物质的积累会导致肌肉疲劳和酸痛。**拉伸可以促进血液循环、加速乳酸和废物的排除**，从而缓解肌肉疲劳和酸痛。需要明白的是，并不是所有的肌肉酸痛都与乳酸有关，停止运动后，乳酸通常会在几分钟至几小时内被人体快速分解清除掉，因此，乳酸堆积带来的症状通常都是暂时的。我们进行不习惯的运动之后24~48小时出现的肌肉酸痛（延迟性肌肉酸痛）是由肌肉的微细损伤以及炎症反应造成的，与运动后乳酸堆积无关。许多观点可能过于强调拉伸对减轻肌肉酸痛的意义，但近期的研究表明，运动后拉伸对减轻运动后的肌肉酸痛效果可能并不大[1]。

运动后拉伸有助于提高肌肉和关节的柔韧性，利于运动后放松。在运动过程中，肌肉和关节会收缩并受到一定程度的压力，拉伸可以通过改变肌腱单元的机械结构（肌腱束长度和角度）和降低神经兴奋性来增加肌肉的伸展性和关节的活动范围，提高身体的柔韧性和灵活性。有研究表明，拉伸还可以改善睡眠质量，从而帮助运动后恢复和放松[2]。

总之，运动后进行拉伸对身体恢复有多种有益作用，可以在一定程度上减少肌肉酸痛、增加柔韧性、增加局部血流量和降低神经兴奋性。因此，在进行任何形式的运动后，我们都可以选择花费一点时间进行适当的拉伸活动。

（张　钊）

参考文献

[1] AFONSO J, CLEMENTE F M, NAKAMURA F Y, et al. The Effectiveness of Post-exercise Stretching in Short-Term and Delayed Recovery of Strength, Range of Motion and Delayed Onset Muscle Soreness: A Systematic Review and Meta-Analysis of Randomized Controlled Trials [J]. Front Physiol, 2021, 12: 677581.

[2] D'AUREA C V R, POYARES D, PASSOS G S, et al. Effects of resistance exercise training and stretching on chronic insomnia [J]. Braz J Psychiatry, 2019, 41 (1): 51-57.

64 家庭适合买什么健身器械

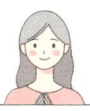

在选择家庭健身器械时,应考虑器械的适用性、占用空间、可调节性以及预算。以下是几种适合家庭使用的健身器械:

▷ **跑步机**:跑步机是家庭健身的经典选择,适合进行有氧运动,如步行、慢跑和快跑。现代跑步机通常具备多种速度和坡度设置,可以满足不同家庭成员的运动需求。选择时应考虑跑步机的尺寸、承重能力和噪声水平。但是,**对于大体重基数人群(BMI≥28)**,跑步的关节损伤风险较高,**建议先将体重控制到合适的水平再进行跑步运动**。

▷ **动感单车或健身车**:动感单车适合喜欢骑行的家庭成员,可以在家中进行高强度的有氧运动。健身车则更加稳定,适合老年人或康复训练使用。

▷ **瑜伽垫**:瑜伽垫是家庭健身的基础器械,适合进行瑜伽、普拉提、核心训练等多种运动。选择时应考虑垫子的厚度、材质和防滑性能。

▷ **哑铃**:哑铃是一种灵活的力量训练器械,适合进行肌肉塑形和增强训练。家庭可以选择一套可调节重量的哑铃,以满足不同家庭成员的训练需求。

▷ **弹力带**:弹力带是一种轻便的健身器械,适合进行拉伸和力量训练。它占用空间小,易于存储,是家庭健身的理想选择。

▷ **仰卧板/健腹轮**:对于想要强化腹部肌肉的家庭成员,仰卧板和健腹轮是不错的选择。它们可以帮助锻炼核心肌群,提高腹部力量。

家庭健身器械的选择应根据家庭成员的健身目标、身体状况和可用空间进行考虑。选择多功能、可调节的器械可以满足家庭成员的不同需求，让家庭健身更加高效和愉悦。

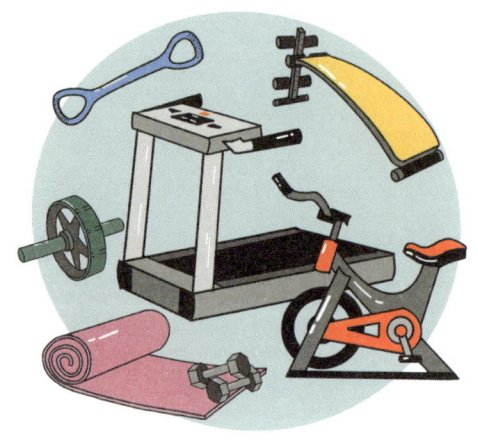

（张　钊、沈奇伟）

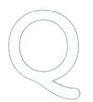 **65 每天什么时候运动最好**

 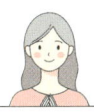

选择在一天中什么时候进行体育活动是许多人关心的问题。理想的锻炼时间因个人的生活习惯、健康状况和身体反应而异，但科学研究提供了一些普遍适用的指导意见，可以帮助我们做出更好的选择[1]。

早上运动能够激活身体的代谢率，从而在全天都能燃烧更多的能量。此外，**早上运动有助于更好地维持锻炼的一致性**，因为晚些时候可能因为日常琐事而取消锻炼计划。早上运动也被认为可以改善心理健康，减轻压力和焦虑。

下午或傍晚锻炼也有其独特的优点。研究表明，**人体体温通常在下午至傍晚达到每天的较高水平，肌肉活性、力量和耐力也会达到最佳状态**。这使高强度训练或耐力型训练在这一时间段可能更加有效，同时受伤的风险也会降低。此外，运动后的肌肉放松感可能有助于改善夜间的睡眠质量。

生物钟的影响也不可忽视。生物钟（或称昼夜节律）会影响个体在一天中不同时间的表现。例如，如果你是一只"早起的鸟"，早上可能是你的理想锻炼时间。相反，如果你是一只"猫头鹰"，晚上精力更旺盛，选择傍晚进行锻炼可能会更好。

总之，最佳的运动时间取决于个人的健康状况、生活方式和身体反应。理想的做法是选择一个能够持续坚持并且自我感觉最好的时间进行锻炼。

（张　钊、沈奇伟）

参考文献

[1] CHTOUROU H, SOUISSI N. The Effect of Training at a Specific Time of Day: A Review [J]. J Strength Cond Res, 2012, 26(7): 1984 – 2005.

Q66 用餐后要等多久才能开始运动

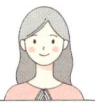

A

在现代健康生活方式的倡导中，运动和饮食是两大关键元素。许多人常常疑惑，用餐后究竟需要等待多长时间才能开始运动？这个问题的答案并不是一成不变的，而是因人而异、因餐而异。

进食后，不同食物类型在胃内消化吸收所花费的时间有所不同。例如：进食水果、酸奶后，大约需要 30 分钟至 1 小时消化；进食中等量食物，如荤素搭配的沙拉和三明治，大约需要 1～2 小时消化；而进食含高脂和高蛋白的大餐后，可能需要 2～4 小时（甚至更长时间）消化。

如果进餐后立即进行剧烈运动可能会引起一些不适，如胃痛、恶心、呕吐等。因此，目前大多数科学研究和专家建议，在进餐后需等待一段时间再开启运动。不过，**针对不同进餐模式、不同类型运动的等待时间是有所差异的**。对于轻度运动（如散步、拉伸瑜伽），在小、中、大餐后的等待时间分别应为 1、1.5、2 小时左右；对于中等强度运动（如慢跑、游泳），在小、中、大餐后的等待时间分别应为 1、2、3 小时左右；而对于高强度运动（如跑步、力量训练），在小、中、大餐后的等待时间分别应为 1、2.5、4 小时左右。

此外，还有一些特殊人群需要尤其关注。例如，容易出现低血糖症状的人群在运动前适当进食是必要的，但也要注意控制饮食量和等待足够的时间。

（罗文平、刘文娟）

Q67 工作太忙,没时间运动怎么办

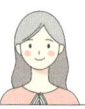

在快节奏的现代社会,很多人都面临工作压力大、时间紧张的问题,导致无法规律地进行运动。然而,保持身体健康和良好的体能状态对应对繁忙的工作生活至关重要。那么,工作太忙,没时间运动怎么办?以下是一些科学且实用的建议,帮助你在繁忙的工作中依然保持活力和健康。

首先,利用碎片化时间进行运动。例如,早晨起床后花 5~10 分钟做一些简单的伸展运动,如拉伸、瑜伽,可以帮助唤醒身体,提高一天的活力。在工作间隙,可以起身活动 5~10 分钟,做一些走动、深蹲、踢腿等简单动作,不仅可以缓解久坐带来的疲劳,还能提高专注力和工作效率。如果条件允许,可以选择步行或骑自行车上下班,既锻炼了身体,又能减少交通拥堵带来的烦恼。

其次,高效利用午休时间,如饭后 15~20 分钟的散步,有助于消化和放松身心。也可以在办公桌旁进行一些简易的力量训练,如扶椅深蹲、椅子俯卧撑等,不需要特殊器材就能有效锻炼肌肉。

最后,很重要的是能够**将运动融入日常生活**,并制订合理的运动计划。每天多爬几层楼梯,可以有效锻炼下肢肌肉和心肺功能。如果条件允许,使用升降桌进行站立办公,每天站立一段时间,可以改善不良姿势和减少久坐带来的健康问题。设定每周的运动目标,如每周至少进行 150 分钟的中等强度有氧运动,可以分散到每一天完成。如果平时实在没有时间运动,可以利用周末进行高强度的锻炼,如长

跑、健身房训练，集中补充一周的运动量。

虽然工作繁忙，但只要善于利用时间和资源，科学合理地安排运动，依然可以保持良好的健康状态。

（罗文平、刘文娟）

Q68 特定部位堆积的脂肪可通过力量训练实现局部减重吗

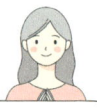

A

在减重和塑形的过程中，许多人希望能够通过力量训练来实现特定部位的脂肪减少，达到局部减重的效果。然而，许多研究表明，单独锻炼特定肌肉群并不能显著减少该区域的脂肪。例如，一项针对腹部锻炼的研究发现，尽管参与者进行了大量腹部运动，但其腹部脂肪并未显著减少，而是全身脂肪略有减少[1]。

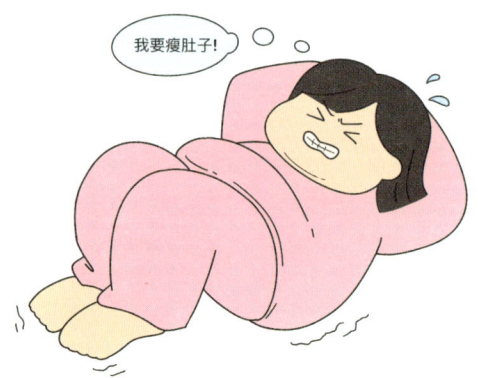

这主要是因为脂肪在人体内的储存和分解是一个全身性的过程，力量训练可以增强特定部位的肌肉，但脂肪的减少通常是全身性的，而不是局部的。**脂肪分解受全身代谢和激素水平的影响，而不仅仅是局部肌肉活动**。

然而，虽然力量训练不能实现局部减重，但它在减重和塑形过程中具有重要作用。例如：力量训练可以增加肌肉质量，提高基础代谢率；还可以增强特定部位的肌肉，改善身体线条，使体型更加匀称紧致。

关于如何科学高效地减脂塑形，在本书其他章节有详细的讲述，这里只简单介绍一些可以更好地塑造特定部位形态的方法。例如，高强度间歇训练（HIIT）有效结合了有氧运动和力量训练，可以提高脂肪燃烧率和肌肉增长速度；针对腹部、腰部等核心区域的力量训练，可以增强核心肌群的力量和稳定性，改善姿态和体型[2]。

（罗文平、刘文娟）

参考文献

[1] VISPUTE S S, SMITH J D, LECHEMINANT J D, et al. The Effect of Abdominal Exercise on Abdominal Fat [J]. J Strength Cond Res, 2011, 25(9): 2559-2564.

[2] ROSS R, DAGNONE D, JONES P J H, et al. Reduction in Obesity and Related Comorbid Conditions after Diet-Induced Weight Loss or Exercise-Induced Weight Loss in Men [J]. Ann Intern Med, 2000, 133(2): 92-103.

Q69 女性进行力量训练,肌肉块头会变得很大吗

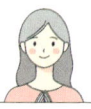

睾酮是一种重要的雄激素,在肌肉的生长中起着重要的作用,可以刺激成肌细胞、增加卫星细胞的数量,从而促进蛋白质的合成、肌肉的生长。这决定了男性健身往往比女性更高效。因此,**想要靠力量训练练成"大块头",女性本身就不具备优势**。

尽管先天占优,但即使是男性,非专业健身运动员想靠自身的训练实现大量增肌也是非常困难的。单纯靠控制饮食减重的人,如果不增加肌肉的训练,很容易从"大胖子"减成"小胖子",减重幅度较大的更是会导致皮肤松弛,出现"蝴蝶袖""火鸡脖"等影响外观的情况,因此,维持肌肉量是减重很重要的一环。

对于体重已经进入平台期的人群,力量训练也是突破平台期的重要方式。由于热量缺口的持续存在,机体通常会下调基础代谢以对抗这种能量负平衡,再加上肌肉的损失会进一步让基础代谢下降,所以平台期往往是机体进入新的能量平衡的标志。尤其是控制饮食已经较为严格的人群,想要进一步限制热量是非常困难的,此时唯一的破局方式就是增加运动,虽然力量训练的直接减脂效果有限,但通过力量训练保持肌肉量,维护基础代谢稳定不下降,可以间接帮助减脂,也可以防止体重的反弹。

减重期间想要维持肌肉量都已经比较困难了,更不用说增加肌肉量了,因此,不论是为了体重秤上数字的改变,还是为了更好的外观改变,女性都可以放心进行力量训练,不用担心自己会变成"大块头"。

(罗文平、沈奇伟)

Q70 老年人减重适合力量训练吗

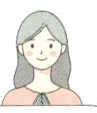

A

"中年发福"好像一句躲不过的魔咒,在很多人身上得到了应验。其实,人到中年变胖并非平白无故,究其原因是人在成年之后基础代谢会逐步下降,而饮食并没有相应减少,于是脂肪开始堆积,就造成了中年发胖的现象。男性的雄激素水平也在40岁左右开始逐步下降,造成肌肉量下降,因此男性中年发福更为常见。堆积的脂肪不仅会改变体型,更会显著增加患代谢性疾病的风险,为老年阶段的健康问题埋下隐患。

因此,不论处在何年龄段,都应该保持健康的体重,老年人也不例外。力量训练是维持肌肉量、维持基础代谢的重要途径,老年人也是可以进行力量训练的。研究显示,21~80岁人群每周进行3次、每次20分钟有氧运动和每周进行1次主要肌群力量训练相比,减脂、增肌效果是类似的[1]。

尽管如此,实际应用中仍需考虑个体因素。如果患有老年人常见的腰椎间盘突出,就不适合做对脊柱负荷较大的运动,如负重深蹲;伴有骨质疏松的,就不适合举重;心肺功能欠佳的、高血压的,就不适合进行大重量的锻炼。

老年人基础代谢降低,肌肉长期得不到有效锻炼,会造成肌肉萎缩、脂肪堆积,进一步限制运动能力,因此,在适当范围内进行力量训练还是非常有必要的。

(罗文平、沈奇伟)

参考文献

[1] WESTCOTT W L, WINETT R A, ANNESI J J, et al. Prescribing Physical Activity: Applying the ACSM Protocols for Exercise Type, Intensity, and Duration Across 3 Training Frequencies [J]. Phys Sportsmed, 2009, 37(2): 51-58.

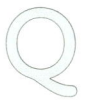

71 儿童减重可以做力量训练吗

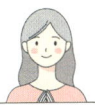

很多人认为儿童年龄太小，不适合进行力量训练，并且担心力量训练导致骨骼肌肉损伤。然而，这种观点并没有严谨的证据支持，造成运动损伤更多是因为错误的锻炼方法。

研究表明，通过合理的力量训练方案，儿童的肌力与体能会显著提高[1]。并且，适度的力量训练可以增强骨骼密度，促进骨骼的健康发育，预防骨质疏松的发生。在一项研究中，9岁的女生进行简单的力量训练，与未进行力量训练的同龄女生相比，前者骨密度的增量是后者的4倍（分别为6.2%与1.4%）[2]。

此外，儿童规律进行力量训练对健康和体适能具有多种益处，包括提高基础代谢率、改善身体成分与体重控制状况、强健骨骼、提升运动技能表现、降低损伤风险并产生积极的心理影响[1]。**童年养成的运动习惯也往往能够延续更久，产生持久的健康收益。**

值得注意的是，儿童力量训练与成人有所不同，需要考虑其发育特点和安全性。在开始任何训练计划之前，建议先进行健康评估，确保孩子的身体状况适合进行力量训练。对于年龄较小的儿童，可以先进行自身重量的训练，如俯卧撑、仰卧起坐、深蹲等，这些训练简单易行且安全性高。随着年龄和训练水平的提高，可以逐步引入轻重量的哑铃或弹力带进行训练，注意控制重量和训练强度。在进行任何力量训练时，都应强调正确的技术和姿势，避免因动作不规范导致的伤害。

（罗文平、刘文娟）

参考文献

[1] FAIGENBAUM A D, KRAEMER W J, BLIMKIE C J, et al. Youth resistance training: updated position statement paper from the national strength and conditioning association [J]. J Strength Cond Res. 2009;23(5 Suppl):S60 - S79.

[2] TRUHLAR R S, FARISH S E, SCHEITLER L E, et al. Bone quality and implant design-related outcomes through stage II surgical uncovering of Spectra-System root form implants [J]. J Oral Maxillofac Surg. 1997;55(12 Suppl 5):46 - 54.

72 运动时维持多少的心率是比较有效的

 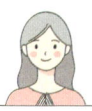

心率过低时运动效率也比较低，不能有效锻炼心肺功能；而心率过高时脂肪供能比下降，不能有效利用脂肪。可以通过最大心率来计算出合适的运动心率。

最大心率最简单的计算方式为"220-年龄"，也就是说，20岁的人最大心率为"220-20=200次/分"，按照不同强度运动的标准，可以得出低强度运动（最大心率的50%～60%）的心率为100～120次/分，中等强度运动（最大心率的60%～85%）的心率为120～170次/分。再考虑到脂肪供能比例的因素，**60%～70%最大心率的燃脂效率更高**，因此，维持120～140次/分的运动心率能最好地兼顾二者。

"220-年龄"的计算方法可能存在一定误差，因此2014年美国运动医学行业学会推荐了误差更小的计算方式，即"208-年龄×0.7"，或者"206.9-年龄×0.69"。

使用心率评估运动强度仍存在一些缺陷（如使用影响心率的药物、心肺功能本身较差），运动时需要结合实际情况进行一些调整。如果运动时感觉比较费力，即使没有达到目标心率，也应该考虑降低运动强度。

（罗文平、沈奇伟）

73 运动时不出汗是不是就等于白练了

在健身房挥汗如雨，觉得消耗了很多热量，减掉了很多脂肪，但第二天一称体重，发现并没有明显变化，就觉得运动量还不够，还得多出一些汗才行，甚至觉得不出汗就等于没练。这其实是一种错误的认知。

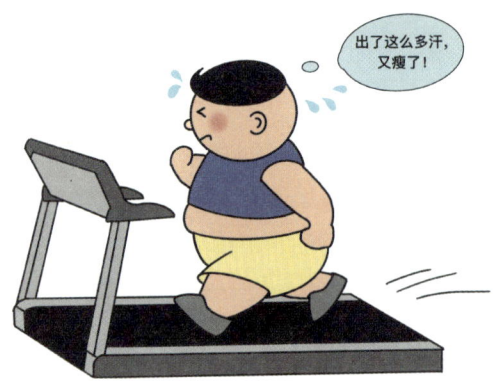

运动时不出汗的原因有很多，运动量不够是一方面，如果较高强度运动仍不出汗或者出汗很少，那可能是由汗腺发育不良或损伤、皮肤疾病、神经损伤等情况引起的。

人类是恒温动物，机体会通过神经及体液调节两种方式来维持体温。体温下降时机体会通过肌肉战栗产热，体温升高时则会通过增加排汗蒸发的方式来降温，从而使体温保持在相对稳定的状态下。运动时体温升高，就是通过排汗的方式来降低体温的，**排出的汗液除了水分外，还有一部分是电解质、尿素等物质，而非脂肪。**

举个极端的例子，假设一次运动量比较大，消耗了 500 千卡的热量，再假设这 500 千卡的热量完全是由脂肪来进行供能的（实际情况是糖原、蛋白质、脂肪都参与了供能），减掉的脂肪也就是 50 克多一些，家用的体重秤是无法精确检测出这一差别的。再举一个例子，在温度适宜的环境中，一个人中等强度运动了 10 分钟，出了不少汗，另一个人则是慢走了 10 个小时，一滴汗都没出，但后者的消耗显然大于前者。因此，不存在所谓的出汗越多脂肪消耗越多，不出汗就没有脂肪消耗这一说法。

（罗文平、沈奇伟）

74 减重者能不能增加力量训练

 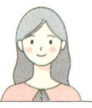

有人认为，肥胖者因为长期体重负荷较大，力气比正常人更大，肌肉量也会比正常人更多，所以减重者不需要做力量训练。这种想法并不是完全正确的，大量临床研究发现，肥胖者的肌肉量确实会多一些，但其肌肉比例较低。而且，与正常体重人群相比，**拥有相同肌肉量的肥胖人群肌力表现更差**，主要因为是肥胖人群缺乏锻炼，导致相对力量低下。

在减重过程中，并不是单纯的脂肪减少，而是伴随碳水化合物、蛋白质、水分的一起消耗。肌肉的流失会进一步造成基础代谢的下降，使减重的难度增加，部分减重幅度较大的人群更是会出现皮肤松弛的现象，需要通过合理的饮食及运动方案来防止肌肉的萎缩，力量训练就是其中非常重要的一部分。

因此，尽管力量训练不是肥胖人群主要的减重运动形式，但在整体运动方案中起着重要作用，仍然需要花一定的精力去保持肌肉量。

（罗文平、沈奇伟）

Q75 停止力量训练后,肌肉会变成脂肪吗

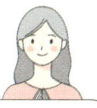

很多人不敢轻易尝试力量训练,主要是担心停止训练后,肌肉会变成脂肪,反而导致体重增加。其实,这种担心没有必要。

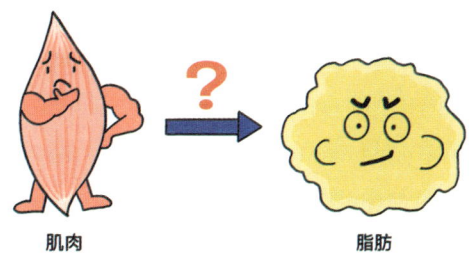

肌肉　　　　脂肪

首先,我们要知道停止力量训练后我们的肌肉会发生什么变化。**在停止力量训练后,肌力下降是肯定的,这个速度一般是增长速度的50%**,逐渐恢复到训练前的状态,与日常的肌肉使用量相匹配。

其次,肌肉会出现萎缩,这和肌力的下降是对应的(并不一定成正比),基础代谢也会随之降低。如果仍保持之前的饮食习惯,就会造成热量摄入和消耗的不平衡,容易导致脂肪堆积。这也是给人造成"停止力量训练后,肌肉会变成脂肪"这一错觉的原因。

最后,实际上肌肉和脂肪这两种组织的来源不同,是无法相互转化的。看似肌肉变成了脂肪,其实只不过是肌肉量减少、脂肪堆积增多而已。因此,想要获得更好、更持久的减重效果,建议将力量训练纳入自己的个人生活习惯中。如果因为某些因素无法坚持下去,那就减少热量的摄入,以避免体重的增长。

(罗文平、沈奇伟)

76 运动时间比较少，如何兼顾有氧和无氧锻炼

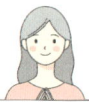

A

由于学习或工作繁忙，实在没有充裕的时间去进行锻炼，那可以考虑更高效的训练方法——循环力量训练，这是一种效率更高的肌耐力与心血管耐力训练方法。

循环力量训练是一系列肌肉运动项目的组合，能对不同肌群进行锻炼。有条件去健身房的，可以计划进行 10 个不同训练动作；运动条件有限的，可以尝试自重的训练方法，如自重深蹲、俯卧撑、反肘伏地挺身、V 型俯卧撑、相扑深蹲、窄距俯卧撑、平板支撑、燕式平衡、钻石俯卧撑、反手窄距引体向上。

每个训练项目持续 90 秒，两项之间休息 10 秒，做完这一整个循环，大概只需要 17 分钟左右。如果进行两组训练，也就半个小时左右，几乎只花了传统训练方式的一半时间。

由于每次训练时间比较短，**整个训练过程中会维持相对较快的心率**，能够达到适度的有氧训练效果。

该方法有一些注意事项，在健身房进行循环力量训练的，需要采取较轻的负荷，避免不间断训练引起的肌肉疲劳。如果采取自重训练，由于体重的恒定，部分动作负荷较轻，部分动作负荷较大，需要根据不同的动作做出一些调整。

同时，也可以将有氧训练和无氧训练结合起来，进一步提高运动效率，在几组力量训练中，加入有氧运动，如慢速波比跳、走 2 层楼梯等。

（罗文平、沈奇伟）

Q 77 练到肌肉酸痛才能长肌肉吗

A

有"撸铁"习惯的人都知道,刚开始练某一块肌肉的时候第二天会感觉到明显的酸痛。但是,等一段时间适应后,再做相同负荷的训练,酸痛感就没这么明显了。如果增加负荷,酸痛感会再次出现。很多人认为,只有出现酸痛感,才证明训练是有效的,才能够促进肌肉生长。事实是这样的吗?

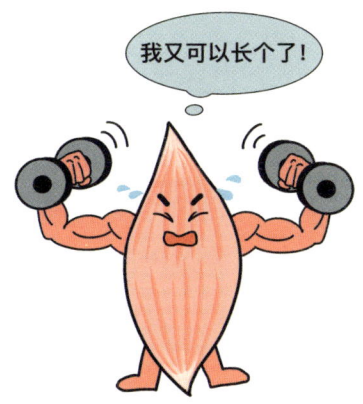

用专业的术语来说,训练第二天出现的肌肉酸痛称为延迟性肌肉酸痛,是运动过量的一种表现,通常出现在运动后 12~24 小时,并在 24~48 小时达到高峰,随后在 3~7 天可自行缓解。**延迟性肌肉痛其实是一种骨骼肌的轻微损伤**,虽然骨骼肌损伤可以刺激蛋白质合成和肌肉生长,但如果在酸痛期仍然进行相同部位的训练,反而会增加真正的肌肉损伤,甚至有横纹肌溶解的风险。安全的做法是等酸痛消失后再进行该部位的训练。

反复进行相同训练项目酸痛感会减弱,这并非意味着训练量不够,而是一种机体的保护机制,没有肌肉酸痛同样是能够促进肌肉生长的。

因此,如果想要训练特定部位的肌肉,不一定非要练到肌肉酸痛才能达到效果。机体会逐渐适应类似的运动形式,等训练方案达到基本平衡、相对比较轻松的情况下,再逐渐增加运动负荷,增加对肌肉的刺激即可。

(罗文平、孙 扬、沈奇伟)

Q78 青少年减重做力量训练会阻碍骨骼的生长发育吗

A

经常看到举重运动员身材相对矮小一些,因此很多家长觉得青少年不能做力量训练,会影响生长发育,尤其是身高的发育。其实,这种担心完全没有必要。

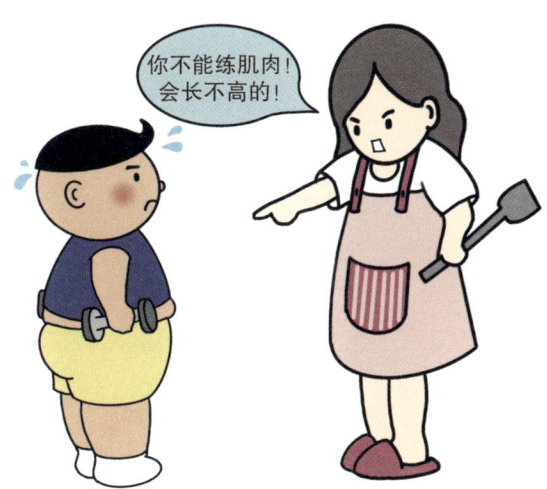

青少年骨骼不断生长是因为骨骺线没有完全闭合。骨骺线区域的软骨不断生长,并逐渐成骨,是骨骼纵向生长的生理基础。在成年前后骨骺线区域软骨完全骨化,骨骺线闭合,骨骼就停止了纵向发育,身高基本也就定型了。

在生长发育的过程中,如果骨骺板区域损伤,就会影响骨骼的生长,这也是大多数家长担心力量训练会影响小朋友身高发育的主要因素。其实,影响骨骼发育的因素还有很多,如遗传、营养、睡眠等。

骨骺板损伤期间，骨骼生长确实会受到影响，但只要休息、营养、血供充分，在愈合后会有一段时间骨骼生长速度高于正常，称为"追赶性生长"，直至恢复至正常水平。

对专业的举重运动员而言，如果身高比较高，举起相同重量的力矩就更大，因此，相对矮小的举重运动员成绩往往会更好。**幸存者偏差是造成"力量训练会影响青少年骨骼发育"这种误解的重要因素。**

只要训练方法正确，力量训练对儿童、青少年来说是很安全的，偶尔发生一些损伤，大多是缺少指导、技术动作不到位、负荷量过大或者意外事故导致的。

（罗文平、沈奇伟）

Q79 如何监测自己的运动效果

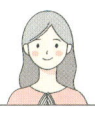

运动是减重路上绕不开的话题,也是维持体重的关键因素,把握运动量、评估运动效果,需要医生、健身教练的专业指导。如果没有条件进行专业评估,可以考虑参考以下几种方法来进行自我评估。

▶ **心率监测**

心率是最常用的运动评估手段,通常低-中等强度的运动是燃烧脂肪的最佳途径。国家体育总局颁布的《全民健身指南》指出,最大心率的50%～60%为低强度运动,最大心率的60%～85%为中等强度。在运动时监测自己的心率,**让自己的心率保持在低-中等运动强度范围内即可**,可以通过搭自己的脉搏或颈动脉的方式来进行测量,也可以考虑使用运动手环或手表来进行辅助测量。

▶ **呼吸监测**

如果在运动时呼吸轻松,与平静时无明显差别,一般为低强度运动。

呼吸相对较轻松,频率和深度较平静时有所增加,但仍能正常交流的,一般为低-中等强度运动,如快走、慢跑、骑行等。

呼吸比较急促,能交流但只能讲短句子的,长句子会接不上气,说明运动强度为中等,如长跑、登山、划船等。

呼吸急促,无法用言语交谈的,通常为高强度运动,如短跑、大负重阻抗训练等。

▶ **主观疲劳感觉评分**

这种方法是通过自我主观的评价,来辅助评估运动强度,可以用来作为心率监测的辅助或补充（尤其是对服用影响心率的药物如β受体阻滞剂等的运动者）。这种将主观感受"数字化"的过程，本质是在建立身体感知与运动科学的对话。该评分有经典和分类两种方法，可以根据自己的实际情况选用，具体如下表。

主观疲劳感觉评分（RPE）			
经典型量表		分类比率量表	
6		0	毫无感觉
7	非常非常轻	0.5	非常非常弱
8		1	非常弱
9	非常轻	2	弱
10		3	中等
11	相对轻松	4	较强
12		5	强
13	有些困难	6	
14		7	非常强
15	困难	8	
16		9	
17	非常困难	10	非常非常强
18		*	最大值
19	非常非常困难		
20			

资料来源：Borg G A. Psychophysical bases of perceived exertion [J]. Med Sci Sports Exerc. 1982；14（5）：377-381.

▶ 自我感觉与基础指标检查

前3种方法都适用于在运动过程中进行评价，而该方法适合在运动后进行评价。在运动后的第二天，如果觉得睡眠良好、疲劳感已经完全消失、感觉较为轻松愉快、体力充沛，并且仍然有运动的兴趣，同时静息心率和前一日相差没有超过 3～4 次/分、静息呼吸没有超过 2～3 次/分、血压波动在 10 毫米汞柱以内、体重减少在 0.5 千克以内，说明运动的强度是适宜的。相反，如果出现明显疲劳、体力欠佳、静息指标相差较大的情况，说明运动负荷较大，需要积极调整，减少运动量。

（罗文平、沈奇伟）

Q80 空腹做有氧运动减脂效果会更好吗

 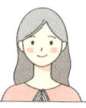

很多人认为,早起空腹做有氧运动效果会更好,理由是经过一晚上的消耗,机体的糖原储备已经被消耗掉了大部分,此时进行有氧运动,身体能够调动更多的脂肪进行供能,因此能够更高效地减脂。但是,这仅仅是理论推测,事实仍有待验证。

首先,机体的糖原储备因人而异。对长期没有运动的人来说,平均糖原储备大约为男性500克,女性300克。在没有运动和补充的情况下,糖原会在2～3天后消耗完毕,而有氧运动量较大的人群机体糖原储备会更多,可以储存600～1 000克。机体并不是只靠糖原进行供能,而是糖原、蛋白质和脂肪同时进行,三大营养素在不同状态下供能比例不同,从而达到动态平衡。因此,**想要一晚上耗完大部分糖原是不可能的**。

其次,运动消耗是有限的。脂肪供能比例较高的运动通常为低-中等强度,在这种运动强度下,想要获得更多的能量消耗,需要延长运动的时间。想必大部分人都不会在早上花2小时甚至更多的时间来运动,更何况还得考虑准备和收尾工作。

事实上,美国学者曾做过一项试验,将20位年轻女性随机分为空腹运动和早餐后运动两个组,在营养摄入相近的情况下(低于正常需要量500千卡),两组受试者在一个月后均出现了明显的体重和体脂率下降,但两组之间并没有明显差异[1]。由此可见,至少在短期内,并没有证据能够支持空腹有氧运动提高减脂效率这一说法。

体重控制是一项长期工程,维持每天的热量平衡才是减重的关键。适量的运动是必要的,但也要看个人习惯,切勿舍本逐末。

(罗文平、沈奇伟)

参考文献

[1] SCHOENFELD B J, ARAGON A A, WILBORN C D, et al. Body composition changes associated with fasted versus non-fasted aerobic exercise [J]. J Int Soc Sports Nutr, 2014, 11(1): 54.

第四章
减重路上的那些情绪

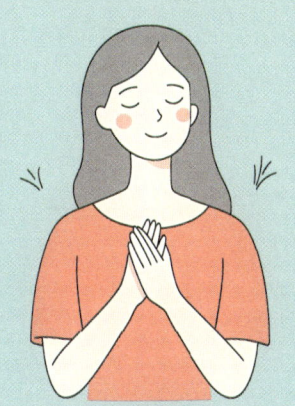

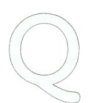 **81 减重不当会导致抑郁吗**

 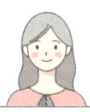

我们都知道，肥胖会影响身体健康，于是许多人为追求苗条的身材而努力减重。然而，减重不当可能会带来一个意想不到的"不良反应"——抑郁。这种现象在明星艺人中时有发生，并在社交媒体上形成热点，吸引了大众的广泛关注。那么，减重不当是如何导致抑郁的呢？我们应该如何避免这种情况的发生？

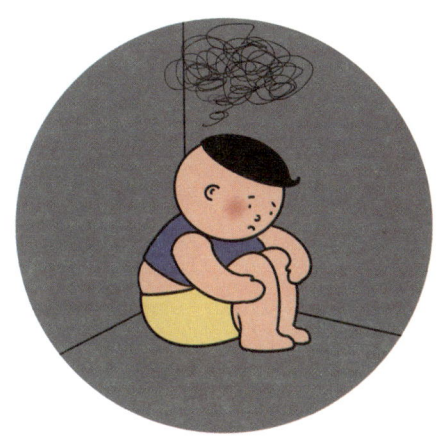

首先，在减重过程中，人们往往会给自己很大的压力，希望快速达到理想体重。这种压力可能引发焦虑、抑郁等情绪问题。其次，**极端减重方法可能导致营养摄入不足，影响身体的正常生理活动，从而引发抑郁**。另外，减重不当可能会影响人们的社交生活。当身边的人对自己的减重方式提出质疑或无法理解时，可能产生孤独、抑郁等情绪。

要避免减重不当导致的抑郁，以下几点建议值得借鉴。

一是合理饮食。制订合理的减重饮食计划，在减少热量摄入的同时，进食高蛋白及高纤维的食物，确保摄入足够的营养，避免过度食用糖及脂肪类食物。同时，避免服用减重药。减重药物控制中枢神经，服用虽能引起食欲减退，但其带来的不良反应更大。

二是合理运动及保证充足睡眠。根据自身情况选择合适的运动方式，坚持适量运动，逐步达到减重目标。此外，应保持充足的高质量睡眠及休整时间。

三是调整心态。在减重过程中，保持积极的心态，不过分追求速效，适当缓解自身压力。对自我体重及形态建立合理的认识，循序渐进地健康减重。

四是寻求支持。与家人、朋友分享减重过程中的喜怒哀乐，共同寻求解决问题的方法。同时，也可以加入健康俱乐部或寻求减重科医生的帮助。

如果发现自己已经出现减重抑郁情绪怎么办？首先，增加户外运动。良好的光照可以促进多巴胺、肾上腺等激素分泌，继而使情绪得到改善。其次，积极寻求专业心理咨询师的帮助。通过心理咨询寻找抑郁的根源，疏通情绪。另外，综合治疗也很重要。如果抑郁症状严重，伴有过度节食、暴食、自残、自杀等极端表现，要及时前往心理科进行评估诊断，通过药物治疗、心理治疗、物理治疗、康复治疗进行综合干预。

（宇淑涵、邵春红）

82 减重受挫时心态该如何调整

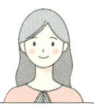

A

当减重遇到瓶颈，心理状态受到影响时，可以参考以下应对策略。

 重新评估目标

调整目标：检查你的减重目标是否切实可行。过高的期望可能会导致挫败感。设立小而具体的短期目标，并逐步实现。

注重健康而非体重：将注意力从体重转向整体健康，包括身体感觉、能量水平和精神状态。

 寻求支持

心理支持：尝试与朋友、家人或支持小组分享你的感受。**人总会遇到挫折，而遇到挫折后的反应是共通的，应对模式是可以相互借鉴的。**

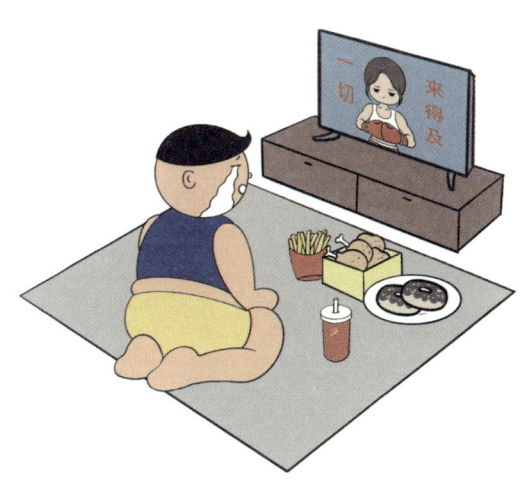

他人的经验：可以关注身边身材保持较好的人，观察他们的习惯或向他们请教减重路上的窍门；也可以观看电影、纪录片等，有许多电影既能激励人们减重，又能提供一些有价值的经验。

专业帮助：考虑寻求减重科医生、心理咨询师或营养师的帮助，他们可以提供专业建议和心理支持。

▶ 调整心态

自我接纳：接受自己的身体，理解每个人的身体状况不同，充分肯定自己的进步。

正念练习：正念冥想和瑜伽有助于缓解压力和焦虑，提高自我意识和情绪调节能力。可以关注"华山心理"公众号获取相关信息。

▶ 调整饮食和运动计划

多样化训练：改变运动方式，尝试新的活动（如游泳、舞蹈、力量训练），避免单一运动方式带来的倦怠。

健康饮食：确保饮食均衡，多摄入富含营养的食物，避免极端节食导致的营养不良和情绪波动。

▶ 管理压力

减压方法：找到适合自己的减压方法，如听音乐、读书、散步或其他爱好活动。

睡眠充足：保证充足的睡眠，良好的睡眠对减重和心理健康至关重要。

▶ 记录进展

记录成就：记录每一个小的进步和成就，无论是体重下降、体能提高，还是运动表现的突破。

反思过程：定期反思自己的减重过程，找到做得好的地方和需要改进的地方。

▶ 保持积极的态度

积极自我对话：用积极的话语鼓励自己，避免自我否定。

激励自己：设立小奖励机制，当达到某个阶段性目标时，奖励自己（非食物奖励）。

当遇到瓶颈时，关键是保持积极的心态，调整策略，并给予自己足够的支持和耐心。每个人的身体都有独特的节奏，找到适合自己的方法最为重要。

（邵春红）

减肥记录卡片

基本信息
姓名：
开始日期：
目标体重：

每日记录
日期：
体重：_____ 千克
饮食记录：
- 早餐：
- 午餐：
- 晚餐：
- 零食：
运动记录：
- 运动类型：
- 持续时间：_____ 分钟
- 卡路里消耗：
心理状态：
- 今日心情：☺ 😐 ☹
- 压力水平：高 中 低
- 备注：

每周总结
周数：
体重变化：+ - _____ 千克
主要成就：
1.
2.
下周目标：
1.
2.
奖励（非食物）：

月度总结
月份：
体重变化：+ - _____ 千克
总进步：
1.
2.
主要挑战：
1.
2.
下月目标：
1.
2.
奖励（非食物）：

83 想减重但总是不能坚持怎么办

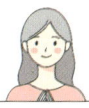

体重管理是一项长期工程,其间难免会遇到一些特殊情况让人难以坚持,比如工作需要频繁的饭局应酬、平台期很长难以跨过、运动过于乏味等。在减重的过程中,很多人会反复经历一段时间的积极努力("卷")和一段时间的放松("躺")。这种情况是正常的,但频繁的状态波动可能会影响减重效果和心理健康。以下建议可以帮助你在减重路上找到平衡。

▶ **了解减重的原理**

减重的底层逻辑是制造热量缺口,在减重早期比较"卷"的时候,多了解食物的特性,必要时借助手机进行查询,很快就能将健康饮食变成习惯,即使外出就餐,也能加以鉴别和控制。当然热量缺口也不是越大越好,极端的饮食方案往往难以长期维持,更容易中途放弃。运动也是一样,如果既定的运动方案让你感到很累,那就应该及时调整,良好的减重方案一定是相对比较轻松并且可以长期维持的,不会造成严重的精神内耗。

▶ **适时调整方案**

<mark>减重方案不是一成不变的,而是需要根据自己的生活习惯、身体情况做出相应的调整</mark>,通常 3 个月左右就应该重新评估一次。

▶ **适度的休息**

长期的减重生活难免会让人产生倦怠感,适度的休息也是非常必要的,比如 1 个月可以有 1~2 次"放纵餐",吃一些平时不敢吃的小零食也是可以接受的,但这里说的"放纵餐"并不是真的放纵,而是适量提高一下当天的总摄入量，基本和自己的消耗量持平或者略高出 10～200 千卡的水平。

▶ 增加趣味性

找志同道合的小伙伴一起减重互相鼓励、做一些减重打卡的小游戏、在社交平台分享自己的减重经验、尝试不同的运动方式，都可以保持新鲜感，获得更多的动力。

▶ 调整心态

理解减重过程中体重并不是每天都会下降的，从长期视角来看是一个波动式下降的过程，短期内有时还会反弹一些，因此不用因为短期的变化而感到焦虑。

通过以上方法，你可以在减重的道路上找到更好的平衡，减少"躺"和"卷"之间的频繁切换。

（郑雁群、邵春红）

Q84 减重期间为何总是情绪不稳定

 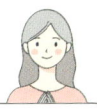

减重导致情绪不稳定其实很常见,原因主要有几个方面。首先,减重一般通过节食、运动、药物等方法实现。我们都知道,碳水化合物是大脑的主要能源,过度节食后,碳水化合物的摄入量减少可能会影响血糖水平,进而导致情绪波动。其次,减重过程中,我们的身体从"燃糖模式"转变为"燃脂模式",这个过程可能会伴随能量水平的波动,影响情绪稳定性。再次,如果你突然少吃或是吃得不够,身体可能会觉得饿,这种生理反应容易让人烦躁。**大脑中的杏仁核与扣带回被认为与情绪有关,当人们感到饥饿时,这两个脑区都会活跃**,这或许可以说明饥饿与情绪存在某种关联。

除此以外,别忘了减重也是个心理挑战。减重效果不理想可能会使人产生精神压力,出现担心多虑、心情低落、自卑自责等情绪变化。改变饮食习惯,坚持运动,这些都需要很强的意志力。

那么,如何保持减重过程中的情绪稳定性呢?

首先,饮食方面要注意营养均衡。确保饮食中有足够的蛋白质、健康脂肪和绿叶蔬菜。规律作息,适度锻炼。体育运动锻炼要循序渐进,切忌用力过猛,适度运动可以促进新陈代谢。晚上睡前不建议剧烈运动,否则可能影响睡眠。良好的睡眠是情绪稳定的关键。

其次,要培养健康的心理状态,减重不是一蹴而就的事,不能因为几天没有变化或效果就轻言放弃。

最后,还要关注身体的信号。体重下降速度过快容易对身体产生伤害,减重过程中如出现疲惫或者食欲减退等情况,一定要注意休息，及时调整。如果出现月经不规律或免疫力下降等问题，应及时寻求专业医生的帮助。这些都是保持情绪稳定的重要因素。减重一定要有健康的、积极的心态，不要着急，也不要给自己太多压力，顺其自然才能走得更远。

（宇淑涵、邵春红）

Q85 已经很瘦了,还想减重怎么办

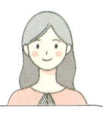

"生命不息,减重不止"是很多爱美人士的座右铭,其中就有一部分人,明明已经很瘦了,却还想减重。这时要高度警惕体象障碍的可能性,还要防止进食障碍的发生。

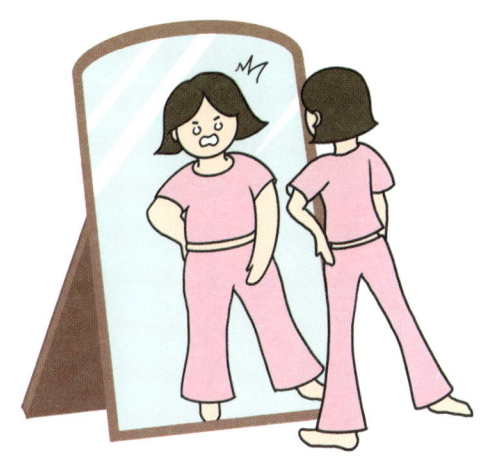

体象障碍,又称为躯体变形障碍,指患者过度关注自己的体象并对自身很小或根本不存在的体貌缺陷进行夸张或臆想。简单来说,就是实际上很好或并没有大问题,却先入为主地认为自己长得不顺眼,并因此产生一些病态的表现。对体象障碍患者而言,镜子等能让他们从中看见自己样子的东西,就像是魔鬼,他们会像被魔鬼召唤一样,不自觉地花好几个小时看着其中的自己,但又经常不敢直视,就怕看见镜中自己"丑陋"的外表。皮肤、毛发、五官与体重是他们关注的重点。体象障碍患者一般会有这些表现：强迫行为，如不停地挑剔自己；习惯去掩饰自己不喜欢的身体部位，如戴帽子、化妆等；极度不自信，害怕参加社交场合，甚至不敢出门。体象障碍患者会感到焦虑、不安、自卑、不合群，他们倾向于把自己封闭起来。

在实际生活中，**轻度体象焦虑是广泛存在的**，人们或多或少对自己的外貌抱有看法，即使是消极负面的，也是正常现象。如果这样的焦虑只是偶尔发生且不会持续的话，通过调整心态及转移注意力就能够及时有效地缓解或消除。如果已经严重影响了生活，请及时就诊，请求专业人士帮助。

进食障碍是以进食性异常为显著特征的一组综合征，包括神经性厌食症、神经性贪食症、暴食障碍等。神经性厌食症的患者会主动地、持续性地摄取非常少的能量，常导致体重显著低下。这类患者极度害怕自己变胖，并且这种害怕并不会因为体重的持续降低而减少，甚至反而会增加。他们通常会有对自己的体重或体型的体象障碍。明明很瘦却还想减重，这时候就要当心是否患有神经性厌食症，如果**BMI 指数小于 18.5，就要引起高度重视**，应及时就诊，调节整体的营养状态，由专科医生来判断是否需要药物治疗或住院治疗。

排除了体象障碍和进食障碍的可能性后，小基数人群减重一般会采取少吃多运动的方式来进行。但是，体重轻意味着本身吃的就少，再不合理地少吃，很容易导致肥没减下来，身体先垮掉了。因此，通过控制饮食减重，一定要把自己的日常饮食搭配好，在保证营养的基础上减重。

爱美之心人皆有之，祝大家都拥有理性的视角、美好的心情、健康的身材！

（宇淑涵、邵春红）

第五章
减重路上的医学问题

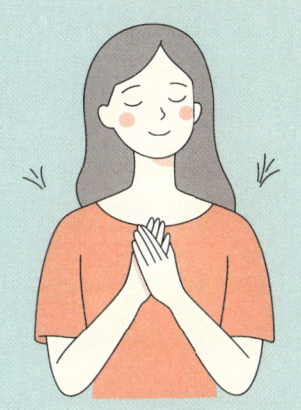

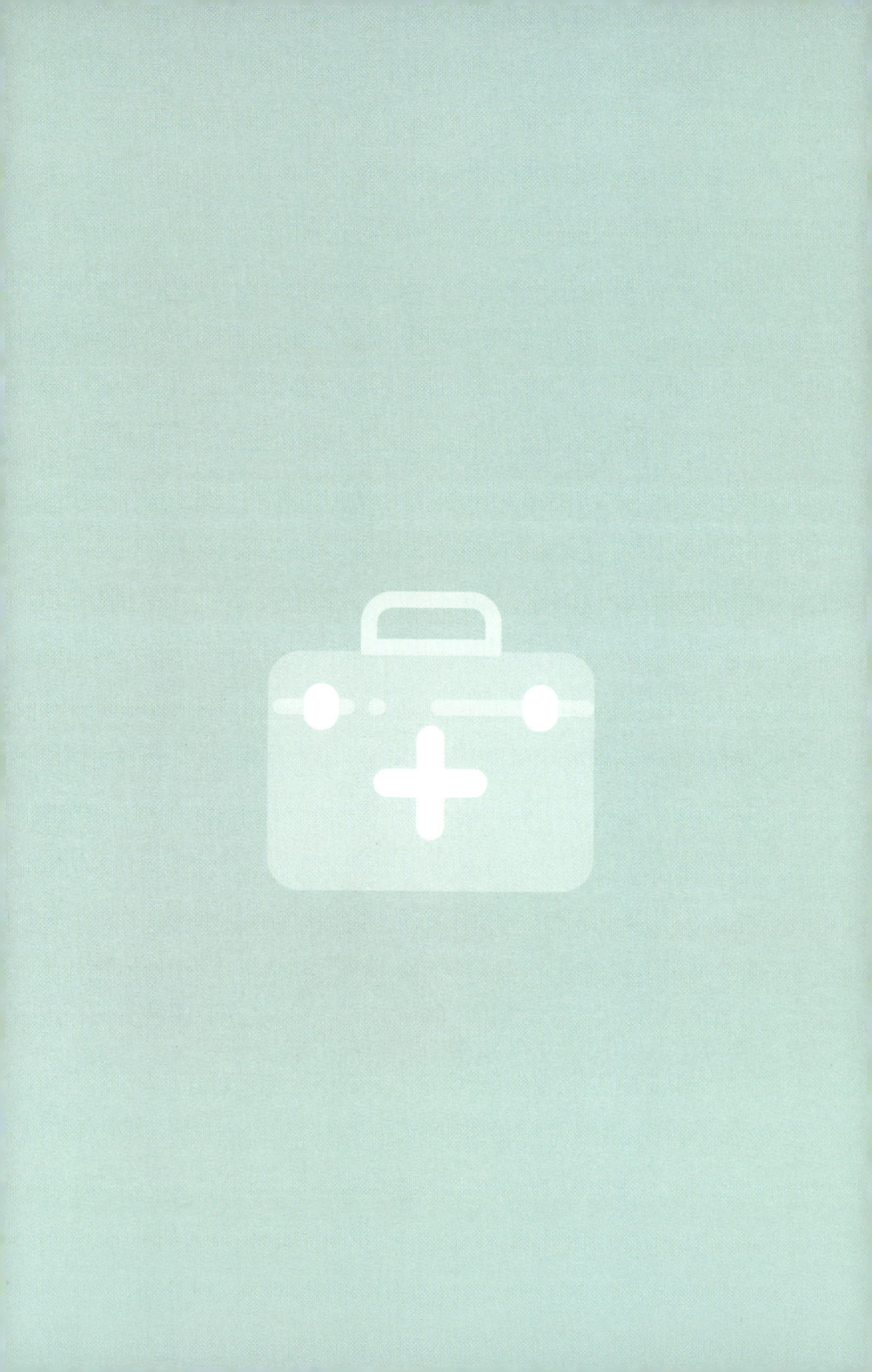

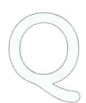

86 胰岛素抵抗是怎么回事儿

 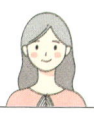

胰岛素是由胰腺 β 细胞分泌的激素，主要功能是促进血液中的葡萄糖进入肌肉、脂肪和肝脏细胞，以供能量使用或储存，同时抑制肝脏中的糖原分解和葡萄糖产生。胰岛素抵抗是指身体对胰岛素的敏感性降低，主要表现为肝脏、肌肉、脂肪细胞需要更高浓度的胰岛素才能对其产生反应。随着病情进展，β 细胞会代偿性分泌大量胰岛素，但仍无法满足需求，引起肌肉细胞吸收和肝细胞储备的葡萄糖量降低，脂肪细胞储存的甘油三酯水解，进而提升血糖和血脂水平，导致代谢综合征。

目前研究认为，胰岛素抵抗的发生可能与遗传因素、肥胖（尤其是腹型肥胖）、不健康的生活方式（久坐、高糖高脂饮食）、慢性炎症、内分泌疾病（如库欣综合征、肢端肥大症等）等有关。

胰岛素抵抗的诊断可以结合病史、临床症状以及实验室检查，其中实验室检查的结果主要包括空腹胰岛素水平增高、口服葡萄糖耐量测试中胰岛素异常增高且高峰延迟、胰岛素阻抗指数增加等。

虽然胰岛素抵抗本身可能不会引起明显的症状，但长期存在可能导致多种健康问题，如 2 型糖尿病、心血管疾病、高血压、非酒精性脂肪肝等。因此，及时识别和治疗胰岛素抵抗是非常重要的。

对大多数胰岛素抵抗患者来说，肥胖是最主要的病因，因而减重、调整生活方式对改善胰岛素抵抗尤为重要。

（刘文娟）

87 为什么肥胖会引起糖尿病

A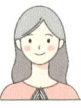

随着人们生活水平的提高，代谢综合征的患病率逐年增高。代谢综合征的判断标准包括5个指标——高血压、高甘油三酯、高密度脂蛋白胆固醇偏低、中心型肥胖和空腹或餐后血糖升高。5个指标中满足3项，就是代谢综合征。其中，肥胖可以引起其他的异常，如血糖、血压的升高。

目前医学界认为，肥胖增加患糖尿病风险的关键原因主要包括胰岛素抵抗、慢性炎症状态、脂肪分布的异常等。其中，胰岛素抵抗可能是最主要的因素。

肥胖，尤其是腹型肥胖，与胰岛素抵抗密切相关。当体内脂肪过多时，**脂肪细胞会释放一些激素和脂肪因子，它们可能会干扰胰岛素的正常信号传递，导致身体对胰岛素的反应减弱**。为了维持正常的血糖水平，胰岛β细胞需要产生更多的胰岛素。长期下来，这种过度的负担可能会导致胰腺功能下降，无法产生足够的胰岛素来控制血糖，从而发展为2型糖尿病。

此外，肥胖还可能导致慢性炎症状态，这种炎症可能会进一步损害身体对胰岛素的敏感性，加剧胰岛素抵抗。体内脂肪的分布不均，特别是内脏脂肪的增加，也与胰岛素抵抗和糖尿病风险增加有关。

综上所述，肥胖通过多种机制增加了患糖尿病的风险。通过减重、改善饮食习惯和增加体力活动，可以显著降低胰岛素抵抗，从而降低患糖尿病的风险。

（刘文娟）

Q88 肥胖会加重心脏负担吗

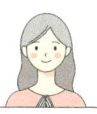

A

肥胖已经逐渐成为全球的公共健康问题,是代谢紊乱的集中表现。诸多研究显示,与体重正常人群相比,肥胖患者的心血管疾病风险增加至少45%。**肥胖心肌病就是一种主要病因为肥胖的心脏病**,肥胖心肌病患者BMI＞30,出现除外冠心病、高血压等病因以外所产生的心肌结构和功能受损的情况,与糖尿病心肌病不完全独立。

肥胖心肌病的主要发病机制包括脂肪组织功能障碍、系统性炎症和代谢紊乱(胰岛素抵抗、异常的葡萄糖转运、脂毒性、游离脂肪酸过多等),从而出现线粒体钙稳态失调、氧化应激、内质网应激、自噬/线粒体受损、心肌纤维化、冠脉微血管疾病、冠脉血流储备减少等变化。

脂肪组织功能障碍和其导致的系统性炎症是肥胖心肌病最主要的原因。肥胖患者能量摄入与排出的不平衡,造成胰岛素抵抗,释放炎症因子,导致器官功能障碍。从心脏的角度而言,多余的脂肪将沉积到心外膜脂肪组织中,该处的脂肪组织堆积不仅直接对心肌产生炎症影响,还会导致心脏发生衰竭。

肥胖心肌病的预防和治疗关键在于减重,减重后受损心肌结构和功能也将得到逆转。目前较为成熟的治疗方式包括减重手术和药物治疗。

(包丽雯)

Q89 心脏不好,该怎么减重

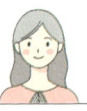

如前所述,部分肥胖人群会由于肥胖及与其相关的代谢异常患上心脏病,包括慢性心力衰竭、冠心病、心房颤动等。在病情稳定的情况下,可以适当进行心脏康复运动来达到保护心脏的目的,但从减重角度而言,建议患者应当接受有科学依据的治疗。主要有**药物治疗和减重手术**两种方式。

司美格鲁肽可以对肥胖和超重患者进行长期的体重管理。2021年《新英格兰》医学杂志发表论文提示,在68周的持续用药之后,在生活方式干预的基础上,BMI大于30的肥胖患者的体重平均降低15.3千克,伴随体重的下降,血糖、血压、血脂也得到改善[1]。司美格鲁肽是目前临床可获得对体重控制最佳的药物选择之一。

替尔泊肽(Tirzepatide)是一种葡萄糖依赖性 GIP/GLP - 1 受体双重激动剂。2021年《柳叶刀》和《新英格兰》杂志先后发表多项研究结果,发现替尔泊肽在 2 型糖尿病人群中显示出良好的降糖疗效和减重作用,体重降低幅度为 7.5~12.9 千克,平均体重降幅在 10% 左右[2-5]。

荟萃分析提示,与生活方式干预和药物治疗相比,减重手术可以显著改善体重,同时对异常的血压、血糖及血脂有改善作用。针对部分减重手术患者,研究者对其心脏结构和功能进行了前瞻性队列观察,发现通过减重手术,左心室质量、左心舒张功能、左室整体应变均得到显著改善。

(包丽雯)

参考文献

[1] WILDING J P H, BATTERHAM R L, CALANNA S, et al. Once-Weekly Semaglutide in Adults with Overweight or Obesity [J]. N Engl J Med. 2021; 384(11):989-1002.

[2] Rosenstock J, Wysham C, Frias JP, et al. Efficacy and safety of a novel dual GIP and GLP-1 receptor agonist tirzepatide in patients with type 2 diabetes (SURPASS-1): a double-blind, randomised, phase 3 trial. Lancet. 2021 Jul 10;398(10295):143-155.

[3] Frias JP, Davies MJ, Rosenstock J, et al. Tirzepatide versus Semaglutide Once Weekly in Patients with Type 2 Diabetes. N Engl J Med. 2021 Aug 5;385(6):503-515.

[4] Ludvik B, Giorgino F, Jódar E, et al. Once-weekly tirzepatide versus once-daily insulin degludec as add-on to metformin with or without SGLT2 inhibitors in patients with type 2 diabetes (SURPASS-3): a randomised, open-label, parallel-group, phase 3 trial. Lancet. 2021 Aug 14;398(10300):583-598.

[5] Del Prato S, Kahn SE, Pavo I, et al. Tirzepatide versus insulin glargine in type 2 diabetes and increased cardiovascular risk (SURPASS-4): a randomised, open-label, parallel-group, multicentre, phase 3 trial. Lancet. 2021 Nov 13; 398(10313):1811-1824.

90 过度运动会引起心肌损伤吗

 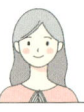

通常而言，热衷于体育锻炼的人群相较于不爱运动者，心血管病发病率低 40%～50%。

与具有久坐生活方式的人群对比，随着运动量增加，心血管疾病风险不断降低，但降低幅度逐渐减小。"多活动、少久坐"是目前提倡的预防心血管疾病的生活方式，即每周进行 150～300 分钟的中度（如快走）或 75～150 分钟的剧烈（如慢跑）有氧运动，每周进行两次力量训练，老年人进行一定量的平衡训练。

然而，有研究显示，**当活动量达到最高水平时，心血管疾病风险会趋于稳定或略有增加**。有报道曾提到，成年人剧烈运动可能诱发急性心肌梗死和心脏性猝死，长时间且剧烈的有氧运动会导致急性心肌细胞损伤、心肌纤维化、冠状动脉钙化、心房颤动和主动脉扩张[1]。

肌钙蛋白是心肌组织收缩的调节蛋白，在心肌收缩和舒张过程中起着非常重要的作用。与运动相关的肌钙蛋白增高不会造成严重不良后果，但静息肌钙蛋白水平升高是一种心脏风险标志物。静息状态下肌钙蛋白升高会导致心血管疾病死亡率增加 30%，而且随着肌钙蛋白水平的升高，发病风险也会逐渐增加。

万物辩证存在。对于无运动习惯和久坐的人群，我们提倡中等强度的有氧运动。然而，过度运动确实会增加部分人心肌损伤的风险，应量力而行。

参考文献

[1] Thompson PD, Eijsvogels TMH, Kim JH. Can the Heart Get an Overuse Sports Injury? NEJM Evid. 2023 Jan;2(1):EVIDra2200175.

（包丽雯）

Q91 减重会影响身体抵抗力吗

A

正确的减重方式不仅不会影响，反而有助于提高免疫力。

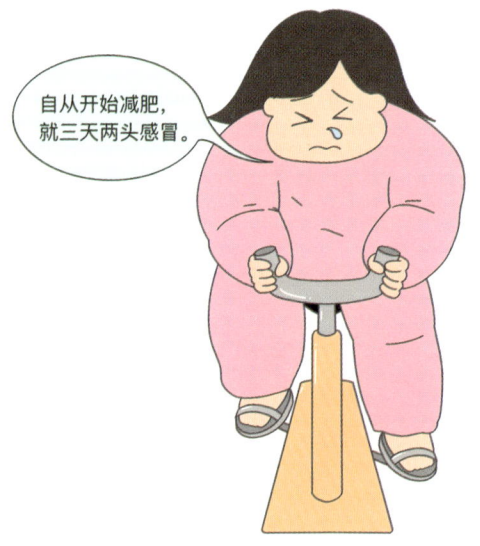

一方面，减重可以减少脂肪堆积，降低全身炎症水平。另一方面，均衡的膳食可以提供机体免疫功能必要的营养素、适度的运动可以提高心肺功能，从而维护、提高机体的抵抗力。

然而，不恰当的减重方法，如过度节食或饮食结构不合理，可能会导致营养不良，进而影响机体的免疫力。减重期间，首先要保证蛋白质的摄入，蛋白质不仅是身体损伤修复、肌肉合成的原料之一，更是维持机体免疫力的重要因素，因为很多免疫细胞的成分就是蛋白质，若**长期蛋白质摄入不足，会影响免疫细胞的生成和维持**，造成免疫力的下降。其次是碳水化合物的摄入，血糖是很多免疫细胞的能量来源，**长期血糖水平偏低，会影响免疫细胞发挥正常功能**。再次是均衡的营养，正常的免疫功能有赖于维生素、微量元素、膳食纤维、肠道菌群的协同作用，极端饮食往往会造成部分营养素的摄入不足、肠道菌群的紊乱，从而让细菌、病毒有更多入侵机会。最后，过度节食、极低碳水化合物摄入会造成情绪低落，严重者有抑郁症、暴食、厌食等心理问题。

因此，减重要科学为之，限制热量又不能太过极端，保证营养素的均衡，保持适当的体育锻炼和健康的生活习惯，就不会影响机体的抵抗力。

（张咏梅）

Q92 总感觉胃里有东西反上来是为什么

这可能是因为发生了胃食管反流。

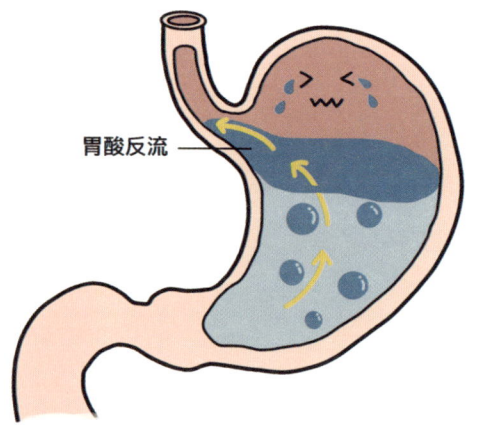

胃酸反流

想要理解反流,首先需要了解人体的抗反流机制。通常来说,在进餐后,食物在食管的蠕动和重力作用下进入胃腔,胃腔的压力明显增大。为了避免酸性的胃内容物反流进入食管、侵蚀食管黏膜,在食管与胃的连接处存在一个宽1～3厘米的高压区域。尽管这一区域不存在明显的括约肌,但是它起到了生理性括约肌的作用,因此医学上称这一区域为食管下括约肌。食管下括约肌是人体抗反流的重要机制之一。

由于**肥胖、解剖改变、食道动力改变**等原因,食管下括约肌的功能可能会发生异常,从而导致胃食管反流的发生。这是胃食管反流发生的主要原因之一。一般来说,在进餐后发生的、持续时间短的、没有其他不适的、不影响夜间睡眠的反流是正常的生理表现，不需要前往医院就诊。但是，对部分人而言，可能存在持续时间长、伴有胸腔内烧灼感、胸口疼痛、不明原因咳嗽、影响夜间睡眠等其他症状的反流。这类反流是病理性反流，需要前往医院进一步诊治。

（黄先觉、花　荣）

93 中医减重有哪些方法

 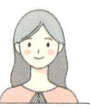

中医对肥胖的认识源远流长,早在黄帝内经时代就有对肥胖的系统记载。

中医认为,人体阴阳失衡、脏腑功能失调是导致肥胖的重要原因。机体阴阳失衡、脏腑功能紊乱致气血津液运化失常,水湿、痰浊、膏脂等堆积,表现出"肥胖"的病理变化。例如,脾胃自身功能失常,运化水谷精微功能受损,或肝失疏泄影响脾胃的运化功能,都会导致肥胖的发生。此外,肾阳不足,不能化气行水,水湿内停,也可能引发肥胖。

中医减重的原理是基于整体观念和辨证论治。中医减重的方法有多种,目前常用的有以下几种。

首先是针灸(包括埋线)减重。通过针刺人体特定穴位,如天枢、中脘、足三里、丰隆等,调节人体的脏腑功能紊乱,疏通经络,实现**能量消耗增加、抑制食欲、促进脂肪分解和代谢**,从而达到减重的目的。同时,针灸还可以改善胃肠蠕动,调节肠道菌群,有助于减少脂肪的吸收和堆积。

其次是中医辨证论治,个体化治疗,调节脏腑阴阳失衡。通过辨证论治,针对不同的个体,开具相应的中药方剂。例如:对于脾虚湿盛型肥胖,常用参苓白术散等健脾祛湿的方药;对于胃热湿阻型肥胖,常用白虎汤合小承气汤等清热利湿、通腑泻浊的方药;对于肝郁气滞型肥胖,常用柴胡舒肝散、逍遥散等疏肝理气的方药;对于肾虚型肥胖,常用左归丸、右归丸等方药。中药可以从内部调治脏腑功能,改善身体的代谢状况,达到减重的效果。

此外，应用中医功法进行辅助治疗。例如，简单易行的八段锦能够疏通血脉，强身健体，提高基础代谢率，促进脂肪的代谢与消耗，从而起到减重与瘦身塑形的功效。

中医强调天人合一，有"阴平阳秘，精神乃治"之说。减重尚需改变不良的生活方式，当遵循"饮食有节，起居有常，不妄作劳"，说的是膳食要合理，均衡而全面，作息要规律且保持劳逸有度等。

（任燕波）

94 减重代谢手术有哪些

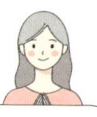

减重代谢手术常见的术式包括胃袖状切除术（SG）、Roux-en-Y 胃旁路术（RYGB）、胆胰分流/十二指肠转位术（BPD/DS）以及一些以 SG 为基础的复合手术和其他改良手术。

胃袖状切除术（SG）是以缩小胃容积为主的手术方式，切除胃底和胃大弯，只留下一个狭长的"袖状"胃，从而减少胃的容量，通常术后胃容积在 100 毫升左右。胃袖状切除术不改变肠道的结构，因此不会显著影响营养的吸收，但可改变部分胃肠激素水平。**绝大多数合并代谢综合征的单纯肥胖患者可以将 SG 作为第一选择**。SG 术后最常见的并发症为胃食管反流病（GERD），术前合并 GERD 的患者术后可能导致症状加重，故术前须进行充分评估。若合并食管裂孔疝（另一种引起 GERD 的疾病），术中须同期修补食管裂孔疝。

Roux-en-Y 胃旁路术（RYGB）是同时限制摄入与减少吸收的手术方式，该手术通过将胃分成一个小的上胃袋和一个较大的下胃袋，然后将下方的小肠直接连接到小胃袋。这种方式不仅缩小了胃的容量，限制了食物摄入量，还缩短了与食物接触的小肠长度，减少了热量的吸收。除减重效果显著外，RYGB 对于 2 型糖尿病的缓解率更高。但是，由于 RYGB 旷置的大胃囊与食管不相连，术后无法行胃镜检查，有胃癌家族史或者高风险的患者须慎重选择。

胆胰分流/十二指肠转位术（BPD/DS）是一种较为复杂的减重代谢手术，通过结合袖状胃切除术和肠转流术两部分来实现减重以及改善代谢的效果。该术式在 SG 的基础上旷置了大部分的小肠。在减重和代谢指标控制方面优于其他术式，但操作相对复杂，且随着保留的肠道长度缩短，发生营养缺乏的风险也相应增加，并发症发生率及病死率均高于其他术式。因此，该术式更适合超级肥胖患者（BMI＞50）、肥胖合并严重代谢综合征患者或病史较长的 2 型糖尿病患者。此外该术式还可能引起腹泻、脂肪泻等胃肠道问题。由于并发症发生率较高，在临床上已较少开展该术式。

单吻合口胃旁路术（OAGB）也被称为迷你胃旁路术（MGB），是一种相对较新的减重代谢手术方法。该术式结合了传统胃旁路手术的一些特点，通过一个单一的吻合口（连接点）来实现减重和代谢改善效果。胃袋形成后，医生将其与小肠的一段（通常是空肠）进行单一吻合（连接），形成一个新的消化道路径。相较于传统的胃旁路术，OAGB 创伤小，手术时间短，恢复快，且由于手术的吻合口较少，减少了吻合口漏和狭窄的风险。但是，OAGB 可能导致胆汁反流，增加胃食管反流病和食管炎的风险。

此外，其他手术方式还包括胃袖状切除联合空肠空肠旁路术（SG‐JJB）、胃袖状切除联合双通道术（SG‐TB）、胃袖状切除联合单吻合口十二指肠回肠旁路术/单吻合口十二指肠转位术（SADIS/OADS）、胃袖状切除联合袢式十二指肠空肠旁路术（SG‐LDJB）、胃袖状切除联合十二指肠空肠旁路术（SG‐DJB）等，这些都是在 SG 的基础上，为了解决 SG 术后可能碰到的反流、减重效果不佳、复胖等问题而进行改进的新术式，其长期效果仍有待观察。

（何梦铖、姚琪远）

95 减重代谢手术的原理是什么

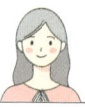

随着医学科学和技术的发展，今天的减重代谢手术已发展出多种手术方式。尽管不同术式的具体操作方式存在差异，但减重代谢手术的原理基本遵循以下几点。

一是限制进食容量。目前，腹腔镜胃袖状切除术是主要的容量限制型减重手术。这类术式通过不同方法减少胃的容量，从而限制进食。患者在手术后**由于胃腔容积明显减少，在少量进食后即可获得饱足感**，从而产生能量差，导致体重下降。

二是减少营养吸收。吸收不良型手术通过缩短小肠的吸收长度，从而降低营养的吸收。这类手术通过各种方式旷置部分小肠，使**食物无法经由这部分小肠被机体吸收**。另外，这类手术还会通过将胆汁、胰液等消化液分流，进一步降低食物的消化吸收。

三是调控影响饥饿与代谢的神经激素。除了限制容量与减少吸收外，减重代谢手术还可以通过**调控胃肠道激素、肠道微生物**等实现对机体饥饿感与体重的调控。部分减重代谢手术术后，患者餐后分泌的GLP–1会明显增加，从而抑制食欲、调控血糖。

不同类型的减重代谢手术可能利用上述原理中的一种或几种，实现对体重的控制。符合手术指征的患者可以经过充分评估后，选择适合自己的手术方法，从而实现安全的体重下降与代谢性疾病改善。

（黄先觉、花 荣）

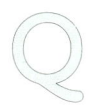

96 减重代谢手术会影响生育吗

 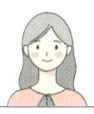

对重度肥胖（BMI＞37.5）或者伴有代谢性疾病的患者来说，手术是能够有效控制体重的手段。目前，国内选择手术的肥胖者以青壮年居多，有相当一部分尚未生育，对手术还存在一定顾虑，担心做了手术影响生育。其实，这种顾虑大可不必。

与其担心手术影响生育，更应该担心的是肥胖会不会影响生育。**肥胖是引起性激素异常的重要因素**。肥胖男性容易出现勃起功能障碍，且雄激素水平较低，进而影响精子质量。肥胖女性则容易出现雄激素升高，患多囊卵巢综合征，并导致不孕。因为胰岛素抵抗，妊娠糖尿病的发病率会更高，也更容易引起巨大儿、胎儿血糖异常等情况。这些情况在体重降低后多数能有效改善，因此减重代谢手术是有益于生育功能的。

但是，女性肥胖者在手术后短期内不建议妊娠。激素的波动、进食量的减少、营养素摄入不足等可能会导致胎儿发育不良，因此通常建议在手术后 18 个月内采取避孕的措施。如果在此期间意外怀孕，需要在产科及营养科医生的指导下，进行更为严格的监测和干预。

（沈奇伟）

Q97 减重代谢手术会导致营养不良吗

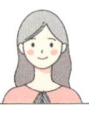

减重代谢手术的目标是实现健康、安全的体重下降。但是,在减重代谢手术后,由于术前缺乏、术后营养摄入吸收不足等原因,确实存在发生营养不良的可能。尤其是胃旁路手术等减少吸收的术式,发生营养不良的可能性要高于限制容量的术式。

在手术后短时间内进食水、蛋白质可能存在困难,通常情况下,短期内可以通过静脉支持等方式改善。吞咽困难、呕吐的情况会随着时间推移不断改善。**当患者熟悉术后进食模式,并逐渐增加进食量后,体内营养素会达到新的平衡状态**。因此,大多数患者术后不会发生严重的宏量营养素缺乏。但是,减重代谢手术后由于胃酸分泌减少、消化道改变等原因,可能会导致机体对维生素 B_{12}、维生素 B_1、铜、铁、锌等微量营养素等吸收不良。因此,通常建议患者在手术后额外加强补充维生素锌、铁等微量营养素,并注意定期规律复查与监测。

总的来说,通过全面术前科估、科学术式选择、专业的术后饮食营养指导、定期随访监测,减重代谢手术后的营养不良总体上处于可控范围内。

(黄先觉、花 荣)

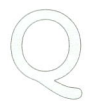

98 减重代谢手术会加重反流吗

 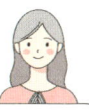

减重代谢手术的不同术式对反流有不同的影响。目前，关于减重代谢手术对胃食管反流病的发生、缓解与加重的影响尚无定论。

一方面，肥胖是导致反流的重要危险因素之一。在减重代谢手术之后，**肥胖的改善可能会使反流同时得到改善**。

另一方面，部分术式的操作可能会影响胃食管结合部的抗反流机制。例如，胃袖状切除术对 His 角（食管与胃底之间的夹角）与膈肌连续性的改变，可能会导致胃食管反流病的新发或加重。但是，在关于这一术式与反流的临床研究中，有部分研究发现患病率较术前降低，也有部分研究发现患病率较术前增加。因此，针对胃袖状切除术与反流的关系目前尚无定论。

所有拟行减重代谢手术的患者在术前都应当充分评估，了解不同手术方式所带来的解剖与功能改变，全面了解术后可能发生的情况，然后在医师指导下选择自己合适的术式。

（黄先觉、花　荣）

99 减重代谢手术会有什么后遗症

 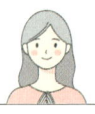

尽管减重代谢手术能够显著减轻体重，改善糖尿病、高血压等相关代谢性疾病，但它们也可能带来一些后遗症。在考虑进行减重代谢手术前，了解这些潜在的后遗症是非常重要的。常见后遗症包括以下几种。

▶ **营养不良**

减重代谢手术通过减少胃容量和/或改变食物吸收路径来达到减重以及改善代谢的效果，但由于食物摄入量的减少，可能导致一些患者出现营养不良，尤其是蛋白质、部分维生素及微量元素的缺乏，进而导致营养不良相关的并发症。此外，有些患者术前就已经存在部分营养素匮乏的情况。因此，术前术后的营养评估、长期的营养补充是十分重要的。

▶ **胃食管反流病**

胃食管反流病是指胃内容物反流入食管，导致烧心、反酸、胸痛等症状。不同减重术式对于胃食管反流病发生率的影响并不相同。**胃袖状切除术是引起术后反流的主要术式**，主要由于胃的抗反流屏障破坏、胃腔压力升高等因素，长期的反流会引起食道的病变，通常需要服用药物抑制胃酸分泌或者再次手术治疗。

▶ **倾倒综合征**

倾倒综合征是指胃内容物过快进入小肠，引起头晕、心悸、冷汗、面色苍白等一系列不适症状。**不同的减重术式都可能引起倾倒综合征**，其中胃旁路术的发生率相对更高。倾倒综合征往往不需要特殊治疗，采取适当的预防和管理措施可以有效减少倾倒综合征的发生和不适感。例如：少量多餐，避免一次性大量进食；减少高糖食物和饮料的摄入，选择低糖、低脂、高蛋白的食物；进食时细嚼慢咽，帮助食物在胃中更好地混合和消化；避免进餐时大量饮水等。对于严重的倾倒综合征，需要药物或者手术治疗。

> **胆道结石**

胆囊或者胆总管结石主要由胆汁中的胆固醇和胆色素等成分结晶形成。减重代谢手术后胆道结石的发生率是普通人群的 5 倍，这是因为快速的体重减轻会导致胆固醇从脂肪细胞释放到血液中，从而增加胆汁中胆固醇的浓度，促进结石的形成。此外，减重代谢手术后，由于饮食摄入减少、不规律的饮食会使胆囊的排空功能减弱，胆汁容易淤积，增加结石形成的风险。因此，手术后患者应保持规律、均衡的饮食习惯，避免极低热量饮食，从而减少胆结石形成的风险，也可应用药物来预防胆道结石的形成。

其他潜在的后遗症可能包括穿刺孔疝、吻合口溃疡、腹泻、便秘等。因此，术后定期的复查与及时干预不仅仅是为了维护减重效果，也是为了防止上述可能的后遗症进一步发展。

（何梦铖、姚琪远）

Q100 手术是减重的捷径吗

A

减重代谢手术作为一种快速减重的方法,受到越来越广泛的关注,更有不符合手术标准的人为了减重到一些私立医疗机构或者出国进行手术。然而,手术真的是减重的捷径吗?答案并非如此简单。

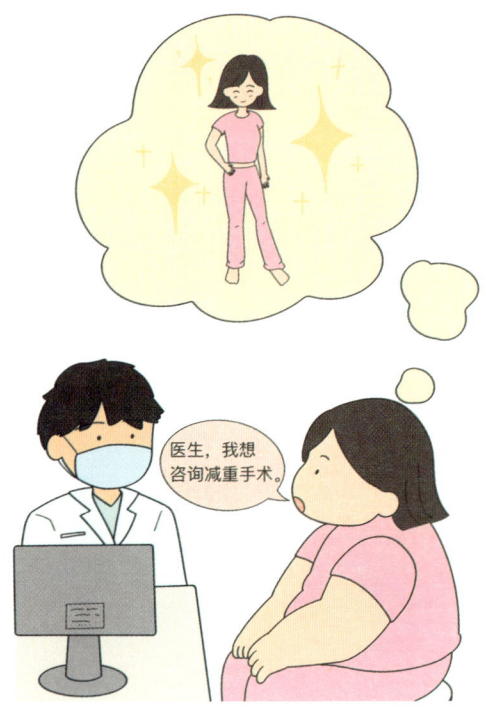

医生,我想咨询减重手术。

首先,我们要了解手术的原理。目前有两类主流的减重术式:一类是以胃袖状切除术(俗称切胃手术)为代表的容量限制性手术;另一类是以胃旁路术为代表的"限制容量+减少吸收"的手术。这两类手术的基础都是胃容量的限制，从而减少食物摄入。另外，这两类手术都能对体内的激素、神经、胆汁酸、肠道菌群发挥积极正向的作用，从而减少代谢疾病的发生发展。因此，减重代谢手术的基本原理还是通过限制能量的摄入，达到减重的效果。其减重效果显著，是因为物理性的容量限制使接受手术者被动改变饮食习惯，从而养成长期少吃、慢吃的习惯。手术后复胖率低，也是因为术后无法轻易恢复不良的饮食习惯。

其次，手术并非对所有人都有效果。**虽然术后胃容量减少，但如果摄入的食物能量密度高**，如仍然天天喝奶茶、吃甜品等，没有热量缺口，**体重是不会下降的**。通常，医生会在术前术后都给予正确的饮食、运动指导，以保证减重效果的最大化，避免复胖的发生。

最后，手术并非适合所有人。目前，手术有较为严格的适应证，根据《中国肥胖及代谢疾病外科治疗指南（2024版）》的标准，对于 BMI ≥ 32.5 的患者强烈推荐手术治疗，对于 BMI 介于 27.5 和 32.5 之间，合并了代谢综合征、2型糖尿病、高血压、血脂异常等肥胖相关合并症的患者推荐手术治疗。同时，手术有很多的禁忌证，如果术后无法配合改变生活习惯，想要"躺瘦"，或者对手术抱有不切实际的期望，那也是不建议手术的。

总的来说，减重代谢手术更像是减重的一种催化剂，可以降低减重的难度，但更关键的还是术后饮食和运动的配合情况，切勿夸大手术的效果，把手术认为是减重的捷径。

（何梦铖、姚琪远）

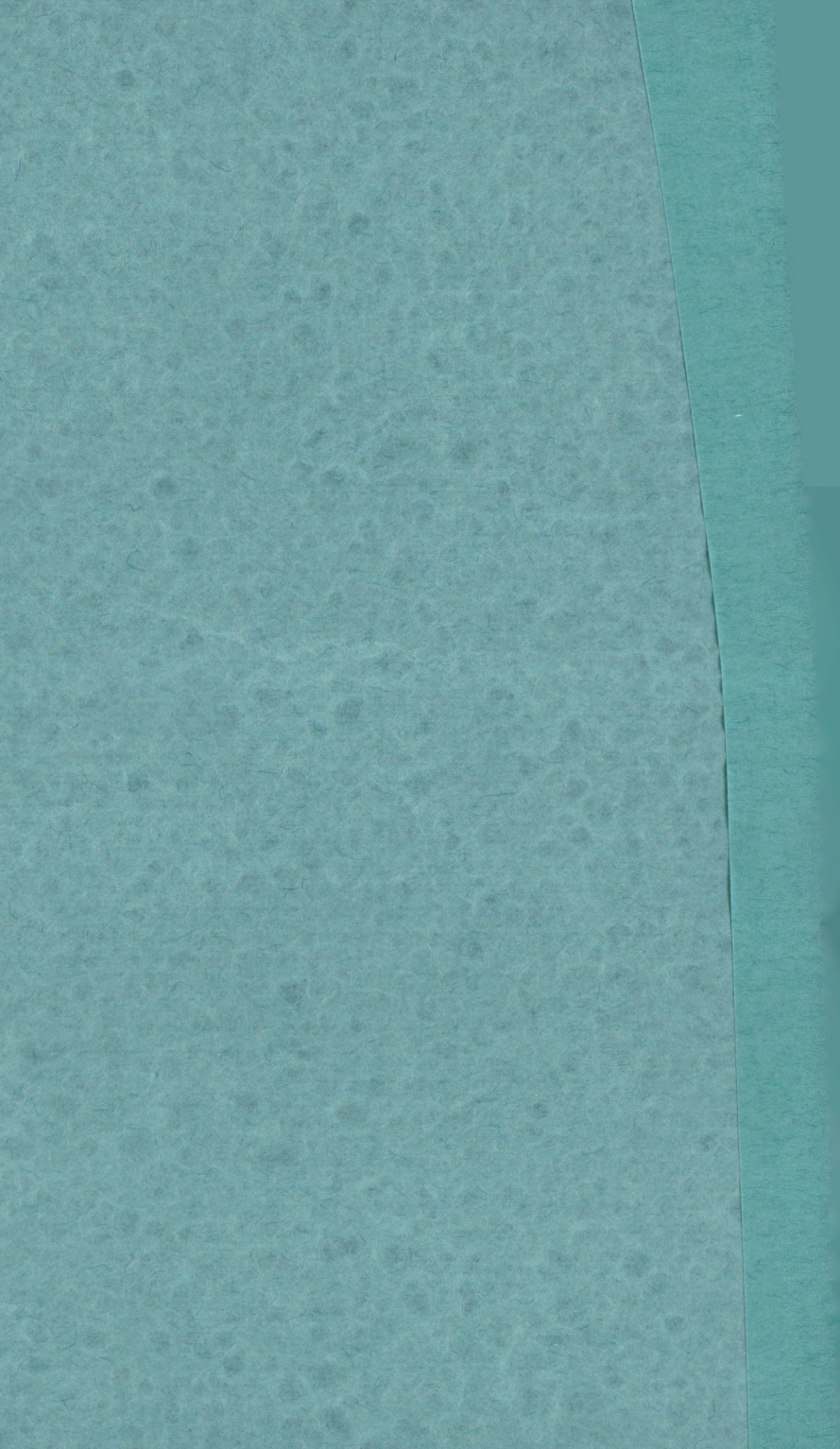